世界初※1 トリプルアクション※2
緑内障治療のNEW STREAMへ

※1 緑内障、高眼圧症治療を目的としたリパスジル塩酸塩水和物とブリモニジン酒石酸塩の組み合わせ
※2 作用機序:Rhoキナーゼ阻害作用に基づく線維柱帯-シュレム管を介する主流出路からの房水流出
促進作用[1]、α2アドレナリン受容体を作動させることによる毛様体上皮での房水産生抑制作用及び
副流出路(ぶどう膜強膜流出路)からの房水流出促進作用[2,3]
1) 興和(株)社内資料:非臨床試験 薬理試験(グラナテック点眼液0.4%). 2) Burke J, et al.: Surv Ophthalmol.
1996; 41 Supple 1: S9-18. 3) Toris CB, et al. Arch Ophthalmol. 1995; 113:1514-7.

Rhoキナーゼ阻害薬 / α2作動薬配合剤　　薬価基準収載
－緑内障・高眼圧症治療剤－

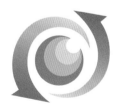

# グラアルファ® 配合点眼液　新発売

GLA-ALPHA® combination ophthalmic solution
〈リパスジル塩酸塩水和物・ブリモニジン酒石酸塩配合点眼液〉
処方箋医薬品:注意－医師等の処方箋により使用すること

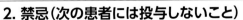

**2. 禁忌(次の患者には投与しないこと)**
**2.1** 本剤の成分に対し過敏症の既往歴のある患者
**2.2** 低出生体重児、新生児、乳児又は2歳未満の幼児[9.7.2参照]

「効能又は効果」、「用法及び用量」、「禁忌を含む注意事項等情報」等については電子添文をご参照ください。

製造販売元(文献請求先及び問い合わせ先)
 興 和 株 式 會 社
東京都中央区日本橋本町三丁目4-14

# グラアルファ® 配合点眼液

## GLA-ALPHA® combination ophthalmic solution

（リパスジル塩酸塩水和物・ブリモニジン酒石酸塩配合点眼液）

| | |
|---|---|
| 貯　　法：室温保存 | |
| 有効期間：3年 | |
| 規制区分：処方箋医薬品(注) | |
| 注）注意−医師等の処方箋により使用すること | |

| 承　認　番　号 | 30400AMX00417 |
|---|---|
| 薬価基準収載年月 | 2022年11月 |
| 販売開始年月 | 2022年12月 |

「禁忌を含む注意事項等情報」の改訂に十分ご留意ください。

## 2. 禁忌（次の患者には投与しないこと）
2.1 本剤の成分に対し過敏症の既往歴のある患者
2.2 低出生体重児、新生児、乳児又は2歳未満の幼児［9.7.2参照］

## 3. 組成・性状
### 3.1 組成

| 販売名 | グラアルファ配合点眼液 |
|---|---|
| 有効成分 | 1mL中<br>リパスジル塩酸塩水和物 4.896mg<br>（リパスジルとして4.0mg）<br>ブリモニジン酒石酸塩 1.0mg |
| 添加剤 | リン酸二水素Na、塩化Na、水酸化Na、濃ベンザルコニウム塩化物液50 |

### 3.2 製剤の性状

| 販売名 | グラアルファ配合点眼液 |
|---|---|
| 性　状 | 微黄緑色澄明の液（無菌水性点眼剤）である。 |
| pH | 6.0〜7.0 |
| 浸透圧比 | 約1（生理食塩液に対する比） |

## 4. 効能又は効果
次の疾患で、他の緑内障治療薬が効果不十分な場合：緑内障、高眼圧症

## 5. 効能又は効果に関連する注意
5.1 単剤での治療を優先すること。
5.2 急性閉塞隅角緑内障に対し本剤を用いる場合には、薬物療法以外に手術療法等を考慮すること。

## 6. 用法及び用量
1回1滴、1日2回点眼する。

## 8. 重要な基本的注意
8.1 全身的に吸収されるため、α₂-作動剤の全身投与時と同様の副作用（眠気、めまい、徐脈、低血圧等）があらわれることがあるので、留意すること。
8.2 眠気、めまい、霧視等を起こすことがあるので、本剤投与中の患者には、自動車の運転等危険を伴う機械の操作に従事する場合は注意させること。

## 9. 特定の背景を有する患者に関する注意
### 9.1 合併症・既往歴等のある患者
9.1.1 脳血管障害、起立性低血圧のある患者
血圧低下により、症状が悪化するおそれがある。
9.1.2 心血管系疾患のある患者
血圧及び脈拍数の変動により、症状が悪化するおそれがある。
### 9.5 妊婦
妊婦又は妊娠している可能性のある女性には、治療上の有益性が危険性を上回ると判断される場合にのみ投与すること。
### 9.6 授乳婦
治療上の有益性及び母乳栄養の有益性を考慮し、授乳の継続又は中止を検討すること。リパスジル塩酸塩水和物、ブリモニジン酒石酸塩共に、動物実験（ラット：経口投与）で乳汁中へ移行することが報告されている。
### 9.7 小児等
9.7.1 小児等を対象とした有効性及び安全性を指標とした臨床試験は実施していない。
9.7.2 低出生体重児、新生児、乳児又は2歳未満の幼児には投与しないこと。外国での市販後において、ブリモニジン酒石酸塩点眼液を投与した乳児に無呼吸、徐脈、昏睡、低血圧、低体温、筋緊張低下、嗜眠、蒼白、呼吸抑制及び傾眠があらわれたとの報告がある。［2.2参照］
9.7.3 外国での臨床試験において、0.2%ブリモニジン酒石酸塩点眼液を1日3回投与した場合、2〜7歳の幼児及び小児に高頻度（25〜83%）で傾眠が認められている。

## 10. 相互作用
### 10.2 併用注意（併用に注意すること）

| 薬剤名等 | 臨床症状・措置方法 | 機序・危険因子 |
|---|---|---|
| 降圧剤 | 降圧作用を増強する可能性がある。 | 相加的に降圧作用が増強されると考えられる。 |
| 中枢神経抑制剤<br>　バルビツール酸誘導体<br>　オピオイド系鎮痛剤<br>　鎮静剤<br>　麻酔剤等<br>　アルコール | 鎮静作用を増強する可能性がある。 | 相加的に鎮静作用が増強されると考えられる。 |
| モノアミン酸化酵素阻害剤 | 血圧変動に影響する可能性がある。 | ノルアドレナリンの代謝及び再取り込みに影響すると考えられる。 |

## 11. 副作用
次の副作用があらわれることがあるので、観察を十分に行い、異常が認められた場合には投与を中止するなど適切な処置を行うこと。
### 11.2 その他の副作用

| | | 5%以上 | 0.1〜5%未満 | 頻度不明 |
|---|---|---|---|---|
| 過　敏　症 | | | 発疹 | 接触性皮膚炎、丘疹、紅斑、じん麻疹 |
| 眼 | | 結膜充血(53.2%)(注1)、結膜炎（アレルギー性結膜炎を含む）(注2)、眼瞼炎（アレルギー性眼瞼炎を含む）(注2)、眼刺激 | 角膜上皮障害（角膜びらん、点状角膜炎等）、角膜炎、眼そう痒、眼瞼紅斑、眼瞼浮腫、結膜浮腫、結膜濾胞、結膜出血、乾性角結膜炎、眼脂、眼痛、眼の異物感、霧視、眼精疲労、眼乾燥、流涙増加、眼の異常感 | マイボーム腺梗塞、結膜蒼白、視覚障害、眼瞼障害、麦粒腫、強膜炎、白内障、硝子体剥離、硝子体浮遊物、視野欠損、視力低下、散瞳、灼熱感、羞明、混濁、眼压上昇 |
| 循　環　器 | | | 低血圧、高血圧、動悸 | 徐脈、頻脈 |
| 呼　吸　器 | | | 咳嗽 | 鼻刺激感、呼吸困難、気管支炎、咽頭炎、副鼻腔炎、鼻炎 |
| 精神神経系 | | | 回転性めまい、傾眠 | 浮動性めまい、頭痛、耳鳴、不眠症、うつ病、失神 |
| 消　化　器 | | | 口内乾燥、口渇、味覚異常 | 胃腸障害、悪心 |
| 感　染　症 | | | | インフルエンザ様症候、感冒、呼吸器感染 |
| そ　の　他 | | | 無力症 | 疣贅、貧血、血中ビリルビン増加、血中ブドウ糖増加、血中トリグリセリド増加、血中乳酸増加、疲労、血中コレステロール血症、気分不良 |

注1）通常、点眼時に一過性に発現するが、持続する場合には注意すること。
注2）長期投与においてアレルギー性結膜炎・眼瞼炎の発現頻度が高くなる傾向が認められている。

## 14. 適用上の注意
### 14.1 薬剤交付時の注意
患者に対し以下の点に注意するよう指導すること。
・薬液汚染防止のため、点眼のとき、容器の先端が直接目に触れないように注意すること。
・患眼を開瞼して結膜嚢内に点眼し、1〜5分間閉瞼して涙嚢部を圧迫させた後、開瞼すること。
・他の点眼剤を併用する場合には、少なくとも5分以上間隔をあけてから点眼すること。
・本剤に含まれているベンザルコニウム塩化物はソフトコンタクトレンズに吸着することがあるので、ソフトコンタクトレンズを装用している場合には、点眼前にレンズを外し、点眼後少なくとも5分以上間隔をあけてから再装用すること。

## 15. その他の注意
### 15.1 臨床使用に基づく情報
リパスジル塩酸塩水和物の臨床試験において、角膜厚が減少する傾向が認められた。リパスジル塩酸塩水和物投与による角膜厚の減少は可逆的であった。
### 15.2 非臨床試験に基づく情報
リパスジル塩酸塩水和物のウサギ13週間反復点眼投与試験の2.0%リパスジル（4回／日）投与群及びイヌ13週間反復点眼投与試験の4.0%リパスジル（4回／日）投与群において、水晶体前部の縫合線部に、混濁を伴った不可逆性の水晶体線維の変性が認められた。水晶体におけるこれらの変化は、リパスジル塩酸塩水和物のRhoキナーゼ阻害作用によりアクチンストレスファイバーの形成阻害が起き、水晶体線維細胞の分化、その後の伸展、遊走が阻害されたため生じた変化であると考えられた。

## 21. 承認条件
医薬品リスク管理計画を策定の上、適切に実施すること。

## 22. 包装
プラスチック点眼瓶：5mL×5本、5mL×10本、5mL×30本

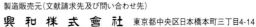

電子添文はこちら

●詳細は電子添文をご参照ください。電子添文の改訂に十分ご留意ください。

2022年12月改訂（第2

製造販売元（文献請求先及び問い合わせ先）

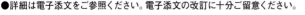

興和株式會社　東京都中央区日本橋本町三丁目4-14

2022年12

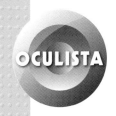

# 編集企画にあたって…

　緑内障の治療では，眼圧を下降させることによって視神経障害の進行を遅らせる治療が行われてきています．手術も眼圧を下げる手段の1つに過ぎず，視神経障害の進行を遅らせることを期待して，大きな眼圧下降幅が得られる手術を施行するわけですが，その大きな手術侵襲によって術直後に視力が低下してしまう症例を我々はしばしば経験してきました．

　近年，著しいペースで普及している低侵襲緑内障手術(MIGS)は，従来の緑内障手術の問題点であった術後の視力低下の原因となる合併症が極めて少なく，白内障手術との相性が良く，白内障手術による視機能の改善も一緒に期待できる術式です．

　しかし，MIGS による眼圧下降幅は，従来の緑内障手術と比べると小さく，この術式のみで恒久的な眼圧下降が期待できるというほどのものではないことは認識しておく必要があります．そこで本特集では，「低侵襲緑内障手術(MIGS)の基本と実践─術式選択と創意工夫─」というテーマで，MIGS の概念や定義，術式の分類と基本的知識を最初に学んでいただき，我が国で実際に行われている代表的な MIGS の術式について，手技とコツ，実際の眼圧下降効果，手術適応となる緑内障病型について，各執筆者にまとめていただきました．

　また，新しい MIGS の術式が続々と登場してきています．多くの術式は海外で開発され臨床試験が行われているものや，海外ではすでに承認されているものもあります．これらの MIGS のなかには，日本でも近い将来実施される可能性が高い術式も含まれていますので，最後のパートでは，「今後，登場する MIGS」というタイトルで，本法未承認の MIGS についても解説していただきました．

　本特集を読んでいただければ，MIGS についてのひと通りの基本的知識だけでなく，最新情報についても詳しくなれます．これまで緑内障手術をされなかった術者の先生方にも緑内障手術を始める一助になれば幸いです．

2022 年 11 月

稲谷　大

# KEY WORDS INDEX

**赤木　忠道**
（あかぎ　ただみち）

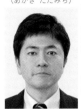

| | |
|---|---|
| 1998年 | 東北大学卒業 京都大学眼科入局 |
| 2004年 | 天理よろづ相談所病院眼科 |
| 2010年 | 京都大学眼科，助教 |
| 2013年 | 同，講師 |
| 2016年 | 米国 UCSD ハミルトン緑内障センター，客員研究員 |
| 2018年 | 京都大学眼科，准教授 |
| 2021年 | 新潟大学眼科，准教授 |

**岩﨑健太郎**
（いわさき　けんたろう）

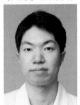

| | |
|---|---|
| 2013年 | 福井大学卒業 |
| 2015年 | 同大学眼科，医員 |
| 2021年 | 同大学大学院博士課程修了 同大学眼科，助教 |

**新明　康弘**
（しんめい　やすひろ）

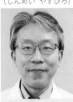

| | |
|---|---|
| 1995年 | 北海道大学卒業 同大学眼科入局 |
| 2001年 | 同大学大学院医学研究科博士課程修了 |
| 2010年 | 同大学病院眼科，助教 |
| 2016年 | 診療講師 |
| 2022年 | 時計台記念病院眼科，部長 |

**生杉　謙吾**
（いけすぎ　けんご）

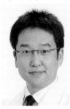

| | |
|---|---|
| 1995年 | 三重大学卒業 |
| 2001年 | 同大学眼科学教室，助手 |
| 2003年 | 米国ネブラスカメディカルセンター眼科 |
| 2007年 | 三重大学大学院医学系研究科神経感覚医学講座眼科学，講師 |
| 2008年 | 名張市立病院眼科，部長/三重大学，リサーチアソシエイト兼任 |
| 2013年 | 三重大学大学院医学系研究科臨床医学講座眼科学，講師 |
| 2019年 | 同，准教授 |

**折井　佑介**
（おりい　ゆうすけ）

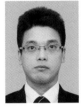

| | |
|---|---|
| 2016年 | 滋賀医科大学卒業 福井大学医学部附属病院，初期研修 |
| 2018年 | 同大学眼科入局 |
| 2020年 | 同大学大学院眼科，院生 |

**杉本宏一郎**
（すぎもと　こういちろう）

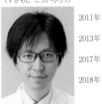

| | |
|---|---|
| 2009年 | 広島大学卒業 広島市立広島市民病院，初期研修医 |
| 2011年 | 東京大学医学部附属病院眼科学教室 |
| 2013年 | 旭中央病院眼科，主任医員 |
| 2017年 | 東京大学医学部附属病院，医員 |
| 2018年 | 同，助教 |

**稲谷　　大**
（いなたに　まさる）

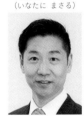

| | |
|---|---|
| 1995年 | 京都大学卒業 同大学眼科入局 |
| 1996年 | 岸和田市民病院眼科 |
| 1997年 | 京都大学大学院，院生 |
| 2000年 | 同大学眼科，助教 |
| 2001年 | 米国バーナム研究所，客員研究員 |
| 2003年 | 大阪赤十字病院眼科，医員 |
| 2005年 | 熊本大学眼科，助教 |
| 2006年 | 同，講師 |
| 2011年 | 福井大学眼科，教授 |

**笠原　正行**
（かさはら　まさゆき）

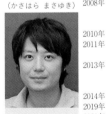

| | |
|---|---|
| 2006年 | 北里大学卒業 |
| 2008年 | 同大学病院，初期臨床研修終了 同大学病院眼科 |
| 2010年 | 東芝林間病院眼科 |
| 2011年 | 北里大学病院眼科，助手 |
| 2013年 | 同大学大学院医療系研究科博士課程修了（医学博士取得） |
| 2014年 | 同大学眼科学，助教 |
| 2019年 | 同，診療講師 |
| 2020年 | 同，専任講師 |

**安岡　恵子**
（やすおか　けいこ）

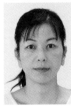

| | |
|---|---|
| 1989年 | 高知医科大学（現，高知大学医学部）卒業 同年眼科入局 |
| 1992年 | 高知県立安芸病院眼科 |
| 1996年 | 安岡眼科 |
| 2012年 | 米国イリノイ大学短期留学 |
| 2013年 | 安岡眼科（復職） |

**庄司　拓平**
（しょうじ　たくへい）

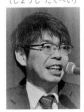

| | |
|---|---|
| 2002年 | 防衛医科大学校卒業 同大学病院，初任実務研修医 |
| 2004年 | 陸上自衛隊大久保駐屯地医官・千原眼科，医員 |
| 2008年 | 防衛医科大学校病院，専門研修医 |
| 2010年 | 行定病院眼科，医長 |
| 2012年 | 埼玉医科大学眼科，講師 |
| 2016年 | 米国 UCSD ハミルトン緑内障センター，客員研究員 |
| 2019年 | 埼玉医科大学眼科，准教授 |
| 2022年 | 同，客員教授 小江戸眼科内科　白内障・緑内障・糖尿病クリニック，院長 |

**渡邉　三訓**
（わたなべ　みつのり）

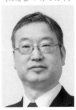

| | |
|---|---|
| 1994年 | 名古屋大学，卒業 社会保険中京病院眼科 |
| 2004年 | 同，医長 |
| 2013年 | 同，部長 |
| 2014年 | 独立行政法人地域医療機能推進機構中京病院，顧問 医療法人いさな会中京眼科，副院長 |
| 2022年 | 医療法人ハタゴ会斎藤眼科，副院長 |

# 低侵襲緑内障手術(MIGS)の基本と実践
## ―術式選択と創意工夫―

編集企画／福井大学教授　稲谷　大

# Monthly Book
# OCULISTA

編集主幹／村上　晶　　高橋　浩　　堀　裕一

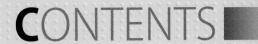

No.118 / 2023.1◆目次

「OCULISTA」とはイタリア語で眼科医を意味します．

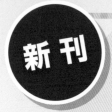

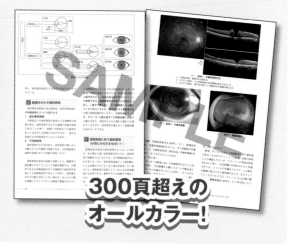

MB OCULI. No. 118 : 1-6, 2023

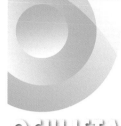

特集／低侵襲緑内障手術(MIGS)の基本と実践─術式選択と創意工夫─

# MIGS の歴史と概念

赤木忠道*

Key Words：低侵襲緑内障手術(minimally invasive glaucoma surgery：MIGS)，房水流出路(aqueous humor outflow)，線維柱帯切開術(trabeculotomy)，トラベクトーム(trabectome)，濾過手術(filtering surgery)

Abstract：Minimally(micro-)invasive glaucoma surgery(MIGS)は結膜切開を施行しない，あるいは極わずかな結膜切開で行う低侵襲緑内障手術である．いくつかの異なるタイプの手術が含まれるが，現在日本で行われている MIGS はほぼすべて線維柱帯をターゲットとした流出路再建術である．日本では以前から強結膜を切開して行う眼外アプローチの線維柱帯切開術が成人の開放隅角緑内障に対して一般的に行われていた．線維柱帯をターゲットとする MIGS の手術効果や適応は概ねこれと同じと考えられ，MIGS における結膜切開を必要としないメリットは大きい．日本でも MIGS は急速に普及しており，今後は濾過手術タイプの MIGS も登場してくる．今後も適切な症例に適切な術式を選択できるように尽力していく必要がある．

## MIGS とは

MIGS は minimally(あるいは micro-)invasive glaucoma surgery の略であり，結膜切開を施行しない，あるいは極わずかな結膜切開で，低侵襲でかつ眼圧下降効果があり，安全性の高い緑内障手術の総称である．日本語では低侵襲緑内障手術と訳される．どこまでを MIGS に含めるべきかは意見が分かれるところもあるが，流出路再建術から濾過手術にいたる多くの術式が含まれる(表 1)．現在，我が国で行われている MIGS はほぼすべて線維柱帯をターゲットとした流出路再建術であるため，結膜切開を行わない線維柱帯切開術，あるいはそれに準ずる流出路再建術と同義として「MIGS」が用いられている．しかし，今後，日本でも副流出路をターゲットとする流出路再建術や

濾過手術タイプの MIGS が行われるようになった際には，「MIGS」の呼称の使用には注意が必要である．

## 眼内の房水循環

毛様体で産生された房水は，房水流出路から排出されることによって眼圧が正常範囲内に維持されている．房水主流出路とは，隅角に存在する線維柱帯から傍シュレム管領域(内皮網)を経てシュレム管に至り，集合管から強膜内静脈叢や房水静脈を介して最終的には上強膜静脈へと流れ込むという経路であり，房水流出の 80〜95％を担うとされる．残りの 5〜20％の房水流出(副流出路)は，主にぶどう膜・強膜組織を介して行われる(ぶどう膜強膜流出路)．

* Tadamichi AKAGI，〒951-8510　新潟市中央区旭町通 1-757　新潟大学大学院医歯学総合研究科眼科学分野，准教授

表 1. MIGS の分類

| 手術のタイプ | ターゲット | 術式 | 本邦での施行 |
|---|---|---|---|
| 流出路再建術 | 主流出路 | Trabectome® | ○ |
| | | スーチャートラベクロトミー | ○ |
| | | Kahook Dual Blade® | ○ |
| | | 谷戸氏 ab interno microhook® | ○ |
| | | Trabex＋® | ○ |
| | | iStent®, iStent Inject® W | ○ |
| | | Hydrus® | × |
| | 副流出路 | CyPass® | × |
| | | iStent Supra® | × |
| 濾過手術 | 人工流出路 | PRESERFLO™ MicroShunt | △* |
| | | XEN Gel Stent® | × |
| 毛様体レーザー | 副流出路？房水産生抑制？ | マイクロパルス毛様体レーザー | ○ |
| | 房水産生抑制 | 毛様体内視鏡レーザー | × |

＊：本邦でも施行可能となる見込み（執筆時）

## MIGS 登場以前の線維柱帯切開術

### 1．従来の眼外アプローチの線維柱帯切開術（ab externo trabeculotomy）

房水流出抵抗の首座は傍シュレム管線維柱帯網に存在すると考えられており，この部の流出抵抗を減弱させることを目的とする手術の代表が線維柱帯切開術である．眼内アプローチの MIGS と区別するために現在では ab externo trabeculotomy として区別される．線維柱帯を切開することで眼圧下降を図るという考え方は古くから存在しており，金属製のプローブやナイロン糸を用いて行われていた．欧米では発達緑内障に対する第一選択の手術として1970年代以降広く行われていたが，成人の開放隅角緑内障に対する眼圧下降効果については否定的な意見が主流であった．我が国においては，永田らを中心とするグループが本術式の導入，改良に寄与し，U 字型の永田式トラベクロトームを普及させた．術式の改良に伴うトラベクロトーム挿入時の早期穿孔の予防やシュレム管内壁穿破時の回転方向の安定化が達成された結果，多くの病型の成人に対してもその有効性が認知されてきた．さらに，深層強膜弁切除（deep sclerectomy），シュレム管外壁開放術（sinusotomy），線維柱帯内皮網除去（removal of juxtacanalicular trabecular meshwork）等のオプションを併施することで，術後の一過性高眼圧の抑制や少しでも長期の眼圧下降効果を高める工夫が行われてきた（図 1）[1)2)]．

当初は上方の強結膜を切開して行う ab externo trabeculotomy が主流であったが，将来トラベクレクトミーが必要になった際に術後の強結膜瘢痕が上方に存在することは望ましくなかった．そのため，耳下側あるいは鼻下側の結膜切開で行う ab externo trabeculotomy がその後主流となっていった．ただし，下方象限で施行した場合でも上方結膜への術後瘢痕の影響は少なからず存在するため，下方であっても結膜を切開することのデメリットは少なからず存在していた（図 2）．

### 2．ab externo trabeculotomy の成績

ab externo trabeculotomy の成績としては，原発開放隅角緑内障について Tanihara らは点眼治療を併用して 20 mmHg 未満に維持できるのが，術後 3 年で 62.7％，5 年で 58.0％と報告している[3)]．別の報告でも術後 3 年では 21 mmHg 未満が 55.8％，18 mmHg 未満が 30.6％であり，目標眼圧が高めの症例が適応ということになる[4)]．ステロイド緑内障に対しては，21 mmHg 未満を目標眼圧とした場合の 3 年間での成功率は 78.1％でトラベクレクトミーと同等であり，ステロイド緑内

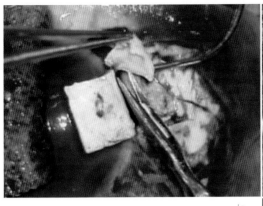
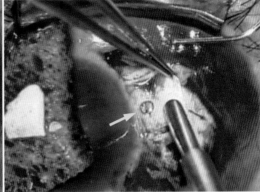
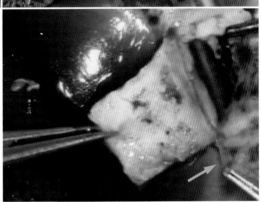

|a|b|
|---|---|
| |c|

図 1.
ab externo trabeculotomy に併施可能なオプション
　　a：深層強膜弁切除（deep sclerectomy）．二重
　　　強膜弁を作製後，深層強膜弁を切除している．
　　b：シュレム管外壁開放術（sinusotomy）．ケ
　　　リーパンチにて強膜窓を作製（黄矢印）．
　　c：内皮網除去（removal of juxtacanalicular tra-
　　　becular meshwork）．攝子にて線維柱帯内皮
　　　網（緑矢印）を剝離している．

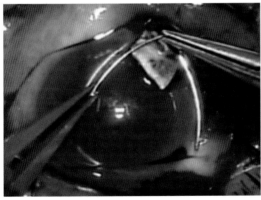
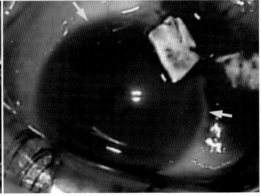

a｜b

図 2．ab externo trabeculotomy（下方象限）
　　a：シュレム管にトラベクロトームを挿入し，シュレム管内壁を
　　　前房内へ切開している．
　　b：トラベクロトーム回旋後に，線維柱帯切開部から出血が前房
　　　内に逆流（blood reflux）している（矢印）．

障に対するトラベクロトミーの有効性が改めて示された[4]．ステロイド緑内障は線維柱帯切開術の良い適応と考えられるが，18 mmHg 未満を目標眼圧とした場合には 3 年で 56.4%であり，やはり低い目標眼圧の症例に対しては限界がある．落屑緑内障については，術後 5 年後で点眼治療の併用により 20 mmHg 以下が 73.5%と，開放隅角緑内障よりも良好な成績が報告されている[3]．さらに，PEA＋IOL（超音波乳化吸引術＋眼内レンズ挿入術）の併用に加えて sinusotomy や内皮網除去の併用でさらに良好な成績の報告もあるが[5)6)]，この場合は眼圧下降に線維柱帯切開以外の効果が付加されていると考えられる．いずれにせよ，落屑緑内障も線維柱帯切開術の良い適応と考えられる．発

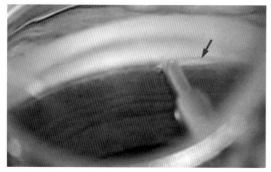

**図 3.** トラベクトームの術中画像
Swan-Jacob 型隅角鏡を用いて直視下に線維柱帯にアプローチしている．線維柱帯の色素が施行部（矢印）で消失しているのがわかる．

達緑内障については本邦から 112 眼の後ろ向き研究の報告があり，それによると ab externo trabeculotomy（必要な場合は複数回）によって術後 5 年で 94.3％の症例で 21 mmHg 未満の眼圧コントロールを得られている[7]．Sturge-Weber 症候群，Axenfeld-Rieger 症候群，無虹彩症，先天白内障等，他の眼奇形を伴う症例では 5 年で 82.2％とやや不良ではあるが，基本的には発達緑内障は線維柱帯切開術の良い適応である．

## MIGS の幕開け

我が国では成人の開放隅角緑内障に対しても適応を吟味したうえで広く行われてきたが，特に米国では MIGS の登場までは成人の開放隅角緑内障に対する線維柱帯切開術は普及することはなかった．そのようななか，2004 年に Trabectome®（トラベクトーム）が発表された．この手術は，専用の器具を用いて線維柱帯・シュレム管内壁を焼灼切除する手術であるが，線維柱帯における房水流出抵抗を減弱させることで眼圧下降を図るというコンセプトは線維柱帯切開術そのものである（図3）．シュレム管内壁を切開ではなく焼灼切除するために，英語では ab interno trabeculectomy と呼ばれることが多いが，眼圧下降機序は濾過手術のトラベクレクトミーではなく従来の trabeculotomy と共通であるため，筆者は既報のなかであえて ab interno trabeculotomy と記載している[8]．このトラベクトームの登場は，成人の開放隅角緑内障に対する流出路再建術の MIGS が欧米で急速に普及

するきっかけとなった．

古くから海外では発達緑内障に対してゴニオトミーが行われていた．この術式はまさに ab interno trabeculotomy そのものだが，成人に対する手術としては普及しなかった．理由としては，成人に対する線維柱帯切開術の効果に否定的な意見が多かったことに加えて，ゴニオトミーという手術の洗練度がそれほど高くなかったことも影響していたかもしれない．ab externo trabeculotomy に関しては手技が比較的難しいこと，さらに色素の乏しい白人ではより難易度が高いことも影響したと思われる．トラベクトームが成人に対する流出路再建術として急速に市民権を得た理由としては，トラベクトームで使用するハンドピースが非常に洗練されており，シュレム管外壁を損傷しない工夫や容易な前房維持等，容易に安全に施行できる手術であったこと，そして成人に対する眼圧下降効果の証明の蓄積によるところが大きい．

## 日本での MIGS の普及

トラベクトームが日本に導入された 2010 年当時，日本ではすでに ab externo trabeculotomy が確立された術式として普及していたため，MIGS の導入をためらう術者も多かった．筆者らがトラベクトームと ab externo trabeculotomy の術後成績を比較した結果，術後平均眼圧はトラベクトームは 1 年で 15.8 mmHg，3 年で 16.0 mmHg，ab externo trabeculotomy は 1 年で 16.0 mmHg，3 年で 15.2 mmHg であった[9]．術前眼圧がトラベクトーム群のほうが少し低かった点や，ab externo trabeculotomy では sinusotomy や deep sclerectomy 等のオプション併施の有無等の相違はあるものの，術後達成される眼圧はほぼ同程度という結果であった．表 2 で ab externo trabeculotomy と MIGS の比較を簡単に記載したが，短時間で施行可能であり結膜切開瘢痕を残さないという点で MIGS には大きなメリットがある．最近では流出路再建術として ab externo trabeculotomy は小児や角膜混濁症例といった限られた症例のみに施行

**表 2.** 従来の線維柱帯切開術と MIGS の比較

| | 従来の線維柱帯切開術 | 線維柱帯ターゲットの MIGS |
|---|---|---|
| 結膜切開 | あり | なし |
| 手術時間 | それなりにかかる（20～30分） | 短時間（3～10分） |
| 手術難易度 | 熟練を要する | 易しい |
| 合併症 | 前房出血，一過性高眼圧 | 前房出血，一過性高眼圧 |
| オプション付加* | 可能 | 不可能 |

＊：深層強膜弁切除（deep sclerectomy），シュレム管外壁開放術（sinusotomy），線維柱帯内皮網除去（removal of juxtacanalicular trabecular meshwork）

し，基本的には MIGS を選択するという術者が圧倒的多数というのが現状である．今後もその傾向は続くと思われる．

**線維柱帯をターゲットとするさまざまな MIGS**

日本でも結膜切開を行わない流出路再建術としての MIGS が急速に普及するなかで，いくつかの術式が採用されてきた．現在日本で行われている流出路再建系の MIGS としてはトラベクトーム，スーチャートラベクロトミー ab interno, Kahook Dual Blade®（KDB），谷戸氏 ab interno microhook®, iStent® 等が挙げられる（表1）．各術式の詳細についてはそれぞれの稿をご確認いただきたい．スーチャートラベクロトミー ab interno は5-0ナイロンをシュレム管内に通糸してシュレム管内壁を切開する方法である．手技がやや煩雑ではあるが，シュレム管外壁を損傷することなく確実にシュレム管を開放できる．KDB は2枚刃で線維柱帯を切開し帯状に除去するディスポーザブル製品である．2016年に登場した谷戸氏 ab interno microhook® は金属製のフックで線維柱帯を切開する，再滅菌可能な製品である．iStent は線維柱帯に差し込んで使用する筒状のインプラントで，2016年から第1世代の iStent®（L字型で1本使用）が，2020年からは第2世代の iStent inject® W（2本使用）が使用可能となっている．

眼圧下降効果はトラベクトーム，KDB，谷戸氏 ab interno microhook® では同程度と考えて良さそうである[10)11)]．1本挿入タイプの iStent® の眼圧下降効果はトラベクトームに劣り，2本挿入タイプの iStent Inject® W であれば同程度もしくはやや劣る可能性がある[12)～14)]．スーチャートラベクロ

トミー ab interno は線維柱帯を最大360°切開できることがメリットであるが，術前眼圧がそれほど高くないケースでは切開範囲を360°まで広げても眼圧下降効果には反映されにくいようである[15)]．いずれの術式も術後の合併症として前房出血と一過性高眼圧が問題となる．

**MIGS の今後**

できるだけ少ない手術侵襲で眼圧下降を得ようとする MIGS の適応は今後も拡大していくと考えられる．濾過手術の MIGS に分類される PRESER-FLO™ Micro Shunt は近々日本でも施行可能になる見込みである．またレーザー治療では，毛様体をターゲットとしたマイクロパルス毛様体レーザーがすでに行われており，内視鏡下に毛様体凝固を行う毛様体内視鏡レーザーも今後導入される見込みである．さらに CyPass® のような上脈絡膜腔への房水を誘導するタイプの MIGS にも注目が集まっている．しかし，過去の緑内障手術の変遷をみれば，緑内障手術における安全性・低侵襲性と眼圧下降効果のトレードオフの関係を乗り越えることは容易ではないことは周知の事実である．治療の選択肢が増えてきた現在においても，我々は適切な症例に適切な術式を選択できるように引き続き尽力していく必要がある．

**文　献**

1) Mizoguchi T, Nagata M, Matsumura M, et al：Surgical effects of combined trabeculotomy and sinusotomy compared to trabeculotomy alone. Acta Ophthalmol Scand, **78**：191-195, 2000.

2）安藤雅子，黒田真一郎，寺内博夫ほか：原発開放隅角緑内障に対するサイヌソトミー併用トラベクロトミーの長期経過．臨床眼科，**57**：1609-1613，2003．

3）Tanihara H, Negi A, Akimoto M, et al：Surgical effects of trabeculotomy ab externo on adult eyes with primary open angle glaucoma and pseudoexfoliation syndrome. Arch Ophthalmol, **111**：1653-1661, 1993.

4）Iwao K, Inatani M, Tanihara H：Success rates of trabeculotomy for steroid-induced glaucoma：a comparative, multicenter, retrospective cohort study. Am J Ophthalmol, **151**：1047-1056, 2011.

5）Fukuchi T, Ueda J, Nakatsue T, et al：Trabeculotomy combined with phacoemulsification, intraocular lens implantation and sinusotomy for exfoliation glaucoma. Jpn J Ophthalmol, **55**：205-212, 2011.

6）三木貴子，松下恭子，内藤知子ほか：シヌソトミー併用線維柱帯切開術の長期術後成績．臨床眼科，**64**：1691-1695，2010．

7）Ikeda H, Ishigooka H, Muto T, et al：Long-term outcome of trabeculotomy for the treatment of developmental glaucoma. Arch Ophthalmol, **122**：1122-1128, 2004.

8）Akagi T, Nakano E, Nakanishi H, et al：Transient Ciliochoroidal Detachment After Ab Interno Trabeculotomy for Open-Angle Glaucoma：A Prospective Anterior-Segment Optical Coherence Tomography Study. JAMA Ophthalmol, **134**(3)：304-311, 2016.
*Summary* Trabectome 術直後に前眼部 OCT で毛様体剝離を認める場合，その後の眼圧再上昇に注意が必要．

9）Kinoshita-Nakano E, Nakanishi H, Ohashi-Ikeda H, et al：Comparative outcomes of trabeculot-omy ab externo versus trabecular ablation ab interno for open angle glaucoma. Jpn J Ophthalmol, **62**(2)：201-208, 2018.
*Summary* Trabectome が ab externo trabeculotomy と遜色ない術後成績であることを示した最初の論文．

10）Omoto T, Fujishiro T, Asano-Shimizu K, et al：Comparison of the short-term effectiveness and safety profile of ab interno combined trabeculotomy using 2 types of trabecular hooks. Jpn J Ophthalmol, **64**(4)：407-413, 2020.

11）Mori S, Tanito M, Shoji N, et al：Noninferiority of Microhook to Trabectome：Trabectome versus Ab Interno Microhook Trabeculotomy Comparative Study(Tram Trac Study). Ophthalmol Glaucoma, **5**(4)：452-461, 2022.

12）Esfandiari H, Taubenslag K, Shah P, et al：Two-year data comparison of ab interno trabeculectomy and trabecular bypass stenting using exact matching. J Cataract Refract Surg, **45**(5)：608-614, 2019.

13）Gonnermann J, Bertelmann E, Pahlitzsch M, et al：Contralateral eye comparison study in MICS & MIGS：Trabectome® vs. iStent inject®. Graefes Arch Clin Exp Ophthalmol, **255**(2)：359-365, 2017.

14）Al Yousef Y, Strzalkowska A, Hillenkamp J, et al：Comparison of a second-generation trabecular bypass(iStent inject)to ab interno trabeculectomy(Trabectome)by exact matching. Graefes Arch Clin Exp Ophthalmol, **258**(12)：2775-2780, 2020.

15）Sato T, Kawaji T：12-month randomised trial of 360° and 180° Schlemm's canal incisions in suture trabeculotomy ab interno for open-angle glaucoma. Br J Ophthalmol, **105**(8)：1094-1098, 2021.

MB OCULI. No. 118：7−15, 2023

特集／低侵襲緑内障手術(MIGS)の基本と実践―術式選択と創意工夫―

# トラベクトーム

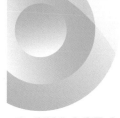

OCULISTA

笠原正行*

**Key Words：** トラベクトーム(trabectome), トラベクロトミー眼内法(trabeculotomy ab interno), 低侵襲緑内障手術(minimally invasive glaucoma surgery), マイクロフックトラベクロトミー($\mu$ hook ab interno trabeculotomy), トラベクロトミー眼外法(trabeculotomy ab externo)

**Abstract：** トラベクトーム手術は国内で最初に普及した代表的な低侵襲緑内障手術(minimally invasive glaucoma surgery：MIGS)であり, 重篤な合併症が少なく, 短時間で行うことができ, 手技が比較的容易といった利点がある. 術後の平均眼圧は 15〜16 mmHg 程度, 1 年生存率は約 60〜70%程度とされている. 術後成績は他のデバイスを用いたトラベクロトミー眼内法と同等であるが, 灌流機能が備わっているために前房の安定性を保ちやすく, 出血が洗い流せる利点があり, 症例によっては重宝される. 一方, 手術効果には限界があり, 術後長期経過とともに手術効果が減弱し, 追加緑内障手術が必要となるケースが少なくない. 初回手術時の線維柱帯切除範囲が比較的小さいトラベクトーム手術では, 一定期間の眼圧下降が得られた後の眼圧再上昇例に対して, 追加トラベクロトミー眼内法を行う選択肢がある. 本稿では, トラベクトーム手術の基本と実践, 術式選択と創意工夫について解説を行う.

## はじめに

近年, 安全性を重視した緑内障手術として, minimally invasive glaucoma surgery(MIGS)が国内外で広く普及してきている[1]. 現在, 国内で行うことができる MIGS のほとんどがシュレム管を房水流出ターゲットとした流出路再建術であり, トラベクトーム手術は国内で最初に普及した代表的な MIGS の 1 つである. 低侵襲かつ短時間で行うことができ, 手技も比較的容易といった利点がある一方, 手術効果の限界も存在するため適応には注意が必要である. 近年は, $\mu$ フックトラベクロトミー等, トラベクトーム手術以外にもさまざまなデバイスを用いたトラベクロトミー眼内法が普及し, 術式選択ができるようになってき

た. 本稿では, トラベクトーム手術の基本と実践についておさらいし, 後半では術式選択と創意工夫として, トラベクトーム手術と$\mu$フックトラベクロトミーの使い分け, トラベクトーム手術後の追加緑内障手術について解説を行う.

## 基本と実践
### トラベクトーム手術の特徴

眼内からアプローチをして線維柱帯を焼灼切除する術式であり, 金属プローブを使用して眼外から行う従来のトラベクロトミーと違い, 隅角鏡直視下で線維柱帯を切除することができる. 術後得られる平均眼圧は 15 mmHg 前後と, 従来の眼外からアプローチするトラベクロトミーと同程度であるが, 小切開創から施行ができ, 手術時間が短く(5〜10 分程度), 手技が比較的容易であり, 結膜が温存できるために将来のトラベクレクトミーに備えることができる. 2004 年に米国食品医薬品

* Masayuki KASAHARA, 〒252-0375 相模原市南区北里 1-15-1 北里大学医学部眼科学教室, 専任講師

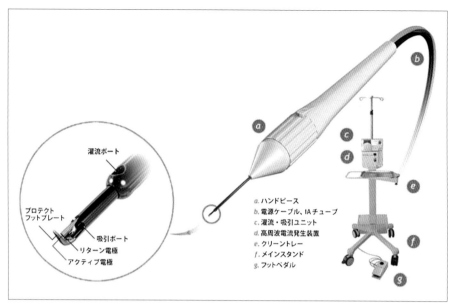

図 1. トラベクトーム
ハンドピースの先端にフットプレートがついており，集合管を保護するように
設計されている．
(コーワ社ウェブサイト(https://www.kowa.co.jp/e/life/product/glaucoma.
html)から転載)

a. ハンドピース
b. 電源ケーブル, IAチューブ
c. 灌流・吸引ユニット
d. 高周波電流発生装置
e. クリーントレー
f. メインスタンド
g. フットペダル

灌流ポート
プロテクト
フットプレート
吸引ポート
リターン電極
アクティブ電極

局(Food and Drug Administration：FDA)の承認を得て，日本では2010年に承認され，MIGSの先駆けとして国内でも広く普及してきた．ハンドピースの先端にはフットプレート(ガイド)がついており，集合管を保護するように設計がなされている(図1)．フットペダルを踏むことで先端部に電気が流れる仕組みになっており，隅角鏡で確認しながら先端部をシュレム管内へ挿入し，外壁に沿わせるようにして線維柱帯を挟み込むように焼灼切除を進めていく．μフックや糸を使用して行うトラベクロトミー眼内法では，線維柱帯を切開するだけであるのに対し，トラベクトーム手術は帯状に線維柱帯を焼灼切除できる特徴がある．また，カフークデュアルブレードを用いても線維柱帯切除を行うことができるが，焼灼機能を有しているのはトラベクトームのみである．安全性について，筆者らは，トラベクトーム単独手術前後の角膜内皮細胞密度の変化について85眼を対象として検討し，角膜中央部と周辺部6方向の内皮細胞密度は術後3年目まで術前と比較して変化がなかったことを報告している[2].

## 手術適応

眼内法であるため，術中に隅角の観察ができることが必須であり，隅角開大度はshaffer 2〜4°であること，切除を予定する鼻側にperipheral anterior synechia(PAS)がないことが望ましい．ただし，少量のテント状のPASであれば，ハンドピースの先端でPASを解除しながら切除を進めていくことも可能である．トラベクロトミー眼外法や他のデバイスを用いたトラベクロトミー眼内法と同様に上強膜静脈圧を超えての眼圧下降は難しく，目標とする眼圧は10台後半であるため，20 mmHgを超える症例が好適応と考えられる．ただし，10台の眼圧であっても点眼，内服のアドヒアランスや副作用，眼圧変動等を考慮して手術適応とする場合もある．例えば，高齢で認知症等もあり点眼アドヒアランスが悪い場合，点眼により著明な角膜炎，眼瞼炎をきたしている場合，全身倦怠感や食欲不振，尿路結石の既往等でアセタゾラミド内服の継続が困難である場合，眼圧変動が大きく夜間に10 mmHgを超えて眼圧上昇をきたす場合等にも行うことがある．反対に，点眼は問題

なくできていて，眼圧が10台半ばから後半でも視野障害が進行するような症例や，視野障害の程度が後期以降の症例等に対しては積極的な適応はなく，むしろトラベクレクトミーの適応と思われる．

## 手術方法・手技

### 1．術前の準備

自然瞳孔下や散瞳下でも手術は可能であるが，単独で行う場合は隅角の視認性をより向上させるために，術前処置として縮瞳させておくことが望ましい．白内障同時手術の場合には散瞳して行う．同一創口で行う場合には白内障手術後では創口が広がっている影響でハンドピースの脇から眼粘弾剤や灌流液が眼外へ漏れ，前房の安定性が保てずに隅角の視認性が低下することがあるため，トラベクトーム手術を先に行ったほうが良いと考える．

### 2．角膜切開

単独手術の場合には専用のケラトナイフを使用して1.7 mmの耳側角膜切開を行う．切開時に奥を広めに切開することで，のちにハンドピースの先端を左右に振りやすくなり，広い範囲での切除がしやすくなる．白内障同時手術を行う際には，当院では同一創口から切開創が重なるようにして2.8 mmの切開を加えている．切開創がずれてしまうと2段創口となり，閉創がしづらくなる．また，ナイフの先端が結膜に触れてしまうと出血し，血液が角膜と隅角鏡の間に入りやすく，隅角の透見が著しく低下してしまうことがあるため注意が必要である．

### 3．隅角確認とハンドピースの挿入

前房内に粘弾性物質を入れ，患者の頭を術者から離れるように約30°傾ける．さらに目線も同じ方向に少しずらしてもらう．顕微鏡は術者のほうに倒れるように傾けて，鼻側の隅角が見えやすい環境を整える．角膜に少量の眼粘弾剤をのせた後に隅角鏡（当院ではオキュラー社の柄付きヒルレンズを使用）をのせて強膜岬，pigment bandが十分に見えることを確認する．一度，隅角鏡を外し，

顕微鏡のピントを角膜に合わせてハンドピースを眼内に挿入し，隅角付近まで先端部を進める．

### 4．線維柱帯の切除

強膜岬を目印に，線維柱帯にハンドピース先端部をやさしく押してシュレム管内へ挿入する．右利きの術者であれば，鼻側中央の挿入部から反時計回りに約60°を焼灼切除していく（図2）．先端部でシュレム管外壁を傷つけてしまうと集合管の開口部を閉塞させてしまう恐れもあるため，回転円弧が増加するにつれ，連続的にシャフトの位置を引きながら切除を進めていく．うまく切除ができていると，切除部が白いラインとして確認できる．その後，先端部を180°回転させて，時計回りに反対部分の約60°を切除し，合計120°の範囲の切除を行う．

### 5．前房洗浄と創口閉鎖

線維柱帯，シュレム管内壁がうまく切除できていれば，高率に逆流性の前房出血をきたす．単独手術の場合はシムコ針，白内障同時手術の場合はirrigation/aspiration（I/A）を用いて前房内の出血と眼粘弾剤を十分に除去する．閉創は単独手術のみの場合は無縫合での自己閉鎖とし，白内障同時手術の場合には1針角膜を縫合している．終了時の眼圧は高めにして終了することで，術後の前房出血を軽減できる可能性があると考えている．

## 成　績

### 1．眼圧・累積生存率

トラベクトーム手術の短期成績の報告は多数あり，術後の平均眼圧は15〜16 mmHg程度，1年生存率は約60〜70%程度とされている（死亡の定義：術後1か月目以降に2回連続した時点で眼圧21 mmHgを超えた場合，もしくは追加緑内障手術を要した場合）[3]〜[6]．メタアナリシスによる報告では，2016年にKaplowitzらは，術後2年目の生存率は66%あると報告している[7]．長期成績については，筆者らは，305眼を対象として術後6年目までの成績を検討し，術後1, 2, 3, 4, 5, 6年目における生存率は，それぞれ72%, 63%, 58%,

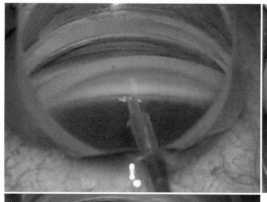
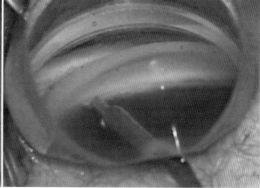
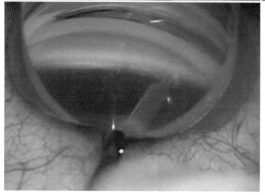

| a | b |
|---|---|
| c | |

図 2.
線維柱帯切開(切除)
強膜岬を目印に，線維柱帯にハンドピース先端部をやさしく押してシュレム管内へ挿入する(a)．右利きであれば鼻側中央の挿入部から反時計回りに約60°を焼灼切除していく(b)．反対部分も同様に約60°切除して合計約120°の範囲の切除を行う(c)．

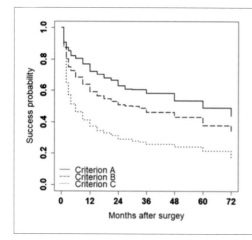

|  | 12M | 24M | 36M | 48M | 60M | 72M |
|---|---|---|---|---|---|---|
| Criterion A (305) | 0.72 (232) | 0.63 (201) | 0.58 (183) | 0.53 (123) | 0.49 (82) | 0.44 (53) |
| Criterion B (305) | 0.59 (193) | 0.51 (161) | 0.46 (149) | 0.43 (95) | 0.38 (64) | 0.35 (41) |
| Criterion C (305) | 0.37 (127) | 0.29 (99) | 0.26 (86) | 0.24 (45) | 0.22 (30) | 0.17 (21) |

図 3. トラベクトーム手術後 6 年目までの生存曲線
Criterion A：postoperative IOP≦21 mmHg and≧20% reduction from the preoperative IOP
Criterion B：postoperative IOP≦18 mmHg and≧20% reduction from the preoperative IOP
Criterion C：postoperative IOP≦16 mmHg and≧20% reduction from the preoperative IOP
すべての基準において，長期経過とともに累積生存率は下降した．

53%，49%，44%であったと報告している(図3)[8]．手術効果は徐々に減弱し，手術効果に限界がある術式である可能性が示唆された．

### 2．薬剤スコア

術前と比較して0.5〜2.2点の減少ができるとされており[3]〜[6][9][10]，術者によって術後に抗緑内障点眼薬を積極的に減らす場合とそうでない場合があるため，結果が変わってくるものと考えられる．筆者らは，術後になるべく主経路からの房水流出を促進させる目的から，術後に一度すべての抗緑内障点眼薬を中止している．高眼圧となり再開する場合でも，主経路からの房水流出を促進す

る作用のある ROCK 阻害薬から再開をするようにしている．それでも高い場合には，短期的には炭酸脱水酵素阻害薬の内服でしのぎ，むやみに抗緑内障点眼薬を再開しないようにしている．

### 3．合併症

術中の逆流性出血は必発であり[3)10)]，筆者らの検討では，術翌日の前房出血は 61.4% で認め，1.6% で追加前房洗浄を要した[8)]．しかし，トラベクロトミー眼外法の前房出血の頻度は 93%[11)] という報告があり，それに比べると少ない．眼内法においては，術中の前房内洗浄や閉創時に眼圧調整が可能な点が影響したものと考えられる．一過性眼圧上昇は 4〜10%[3)9)10)12)] の頻度で生じ，炭酸脱水酵素阻害薬の内服でコントロールが可能なことが多いが，多量の前房出血を伴っている場合には前房洗浄が有効である．トラベクトーム手術は安全性の高い術式ではあるが，稀に重篤な合併症の報告も存在する．Kaplowitz らのメタアナリシスによると[7)]，5 mmHg 未満の低眼圧が 0.09%[13)14)]，脈絡膜出血[15)] が 0.01%，術後眼内炎が 0.01% 存在し，起炎菌は enterococcus faecalis が検出されたと報告されている[16)]．

### 4．手術成績に影響する因子

成功の因子としては，落屑緑内障であること[3)7)10)11)]，白内障同時手術[3)] が指摘されている．反対に，失敗の因子としては primary open angle glaucoma（POAG）であることが指摘されている[3)9)10)]．POAG における眼圧上昇の機序として，線維柱帯だけではなく集合管以降の遠位流出システムにも流出抵抗部位が存在している可能性が指摘されており[13)17)]，そのような症例に対してはシュレム管をターゲットとした MIGS は効果が乏しいのかもしれない．Selective laser trabeculoplasty（SLT）の既往を失敗の因子としている報告も多い[3)4)9)10)]．SLT はトラベクトーム手術と同様に主経路からの房水流出促進作用を期待した術式であるため，SLT の効果が乏しい症例にはトラベクトーム手術は効きにくいものと考える．

### 術式選択と創意工夫

トラベクトーム手術はトラベクロトミー眼内法の先駆けとして普及してきた術式ではあるが，ライセンス制であり，機器本体が高額である．ハンドピースも高額かつディスポーザブルであり，研究医療機関以外では行いづらい実情がある．一方，近年は，トラベクトーム手術と同様に煩雑な手技がなく，安価でリユーザブルな器具で行うことができる μ フックトラベクロトミーが普及してきている．術後 1 年目までの短期成績について，Mori らは，μ フックトラベクロトミーの成績はトラベクトーム手術と比較して非劣性であったと報告している[18)]．ただし，コストパフォーマンスの高い μ フックトラベクロトミーがすべての症例に対して適しているというわけではない．無水晶体眼や無硝子体眼においては，少量の粘弾性物質を入れて行う μ フックトラベクロトミーでは，前房の安定性を保ちづらいことや逆流性出血により切開部の視認性が失われやすく，手術操作が煩雑となることが多い．一方，灌流機能のあるトラベクトームを使用して行った場合，前房の安定性を保ちやすく，出血も洗い流すことができ，視認性が良いために操作性が良いメリットがある．また，μ フックトラベクロトミーでは，一度ためらい創のような切開を線維柱帯に入れてしまうと，たちまち逆流性出血により視認性が悪くなり，その後に粘弾性物質で出血をどかそうとしても，視認性が十分に改善しないことも多く，予定していた範囲の切開を行うことができなくなってしまう場合も少なくない．固視が悪い高齢者等の難症例に対しては，灌流機能のあるトラベクトームを用いたほうが無難であると考える．

また，MIGS において，長期的に眼圧下降効果が維持できるのかということは非常に重要であるが，現在，トラベクトーム手術以外のトラベクロトミー眼内法の長期成績はまだ詳しくわかっていない．トラベクトーム手術の特徴として，先にも述べたように，線維柱帯を焼灼切除することがで

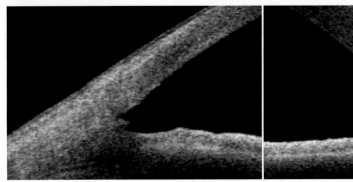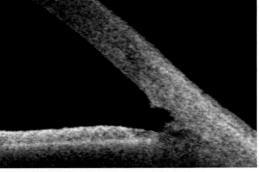

**図 4.** トラベクロトミー眼内法後の前眼部 OCT　　　　　　　　a | b
μフックトラベクロトミー後(a)の線維柱帯切開創は鋭角に切開されているのに対し，
トラベクトーム手術後(b)の切除創は幅広い.

きるため，術後に前眼部optical coherence tomography（OCT）で切開創を撮影すると線維柱帯が帯状に切除されていることが確認できる（図4）. そのため，線状に線維柱帯を切開する従来の金属プローブを用いて行うトラベクロトミー眼外法やμフックトラベクロトミー，スーチャートラベクロトミーと比較して，線維柱帯の再閉塞が生じにくく，眼圧下降効果が持続しやすい可能性が期待されてきた. しかし，実際には，長期経過後に徐々に眼圧下降効果は減弱し，眼圧が再上昇する症例も少なくない. 眼圧再上昇の原因としては，線維柱帯切除部位の閉塞や，集合管開口部以降の遠位流出路の閉塞や機能不全等が考えられる. トラベクトーム手術後に1年以上の眼圧下降が得られた症例のなかで，眼圧が再上昇したために追加緑内障手術を行った32眼の隅角の詳細について検討した自験例において，眼圧が再上昇した症例の約7割は，50%以上の範囲の線維柱帯切開創が前眼部 OCT で確認できる結果であった. また，追加緑内障手術前の眼圧と切開創の開放範囲に相関はみられなかった. Wecker らも，93眼を対象として，同様にトラベクトーム手術後の切開創の開放範囲と術後眼圧は相関しないと報告している[19]. このことからも，トラベクトーム手術長期経過後に眼圧が再上昇する症例は，切開創の閉塞だけが原因ではなく，集合管開口部以降の流出障害が生じている可能性が推察される. 特に，落屑緑内障においては，トラベクトーム手術後4〜5年が経過したのちに急激に眼圧上昇をきたす症例が多

く[8]，幅広く切除した線維柱帯の先にある集合管開口部以降に落屑物質が沈着して，遠位流出路の障害をきたしている可能性も考えられる. 同様の現象が線状に切開を行う他の術式でも起こる可能性があるのかについては不明であるが，μフックトラベクロトミーでは線状に切開を行っている分，集合管開口部へつながる線維柱帯の隙間が狭く，切開した線維柱帯の辺縁に落屑物質が付着しやすい等，かえって余計な組織が集合管以降に流れにくいことにより遠位流出路の障害が生じにくい可能性も考えられ，病型別に分けたμフックトラベクロトミーの長期成績の報告が待たれる.

このように，トラベクトーム手術は長期経過後に眼圧が再上昇する可能性がある術式であり，近年，追加緑内障手術を行う際の術式選択が注目されている. 追加緑内障手術として，初回手術時の眼圧下降効果が不十分な症例や下降期間が短い症例，10 mmHg 前後の眼圧を目指す必要のある後期症例等にはトラベクレクトミーを選択する必要がある. しかし，重篤な合併症をきたす可能性があるトラベクレクトミーに対する不安や抵抗感が強い症例は少なくなく，症例により再度の MIGS が有効なのであれば，術式選択の幅が広がる. 一般的に，μフックトラベクロトミーは約200°程度，スーチャーロトミーは全周切開を行うことが多い術式であるが，トラベクトーム手術は初回手術において約90〜120°の範囲を切除する術式であるため，眼圧再上昇時に追加で線維柱帯切開を拡張する選択肢がある. Okada らは，切開範囲別

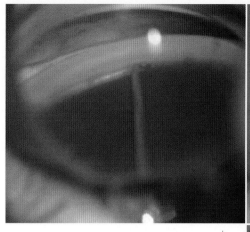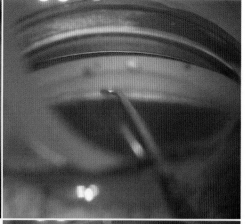

```
a b
  c
```

**図 5.**

追加μフックトラベクロトミー

初回トラベクトーム手術時の線維柱帯切除創とつながる
ようにμフックを用いて新たに切開を拡張する(a). 初回
手術時の切除創にPASがない場合, 白い切開ラインが確
認できることが多く, シュレム管外壁手前の透明な膜様
物質をすくってくるようなイメージでシュレム管内をな
ぞっていく(b). シュレム管外壁を強く擦ってしまうと集
合管開口部を潰してしまう可能性があるため注意する.
少しの時間差でスポット状に出血してくる場合がある(c).

のμフックトラベクロトミーの成績を比較した検
討において, 120°切開群と180°切開群では2年生
存率に有意差は認めなかったと報告している[20].
Moriらも同様の検討において, 120°切開群と240°
切開群では2年生存率に有意差は認めなかったと
報告している[21]. より少ない範囲の切開により眼
圧下降効果が得られるのであれば, 将来, 眼圧が
再上昇した際に追加トラベクロトミーを行う選択
肢が得られる. トラベクトーム手術と同様に,
90~120°程度の範囲の切開を行うトラベクロト
ミー眼外法において, Otsuらは, 術後に眼圧再上
昇を認めた症例に対し, 再度のトラベクロトミー
眼外法を施行した17眼を対象に検討し, 再手術ま
での平均期間は約43か月, 再手術後3年生存率は
78.8%であり, 成績は良好であったと報告してい
る[22]. しかし, トラベクロトミー眼内法において
は, 眼圧再上昇例に対する追加トラベクロトミー
眼内法の成績についての報告はない. 今回, 少数
例ではあるが, 自験例におけるトラベクトーム手

術後の追加μフックトラベクロトミーの成績を紹
介する.

　初回トラベクトーム手術後に6か月以上の眼圧
下降期間が得られ, その後に眼圧の再上昇を認め
たために追加μフックトラベクロトミーを施行し
た緑内障患者40例40眼を対象とした. 初回手術
から追加手術までの期間は平均40.0±30.1か月,
追加手術後の観察期間は平均12.3±9.1か月で
あった. 初回トラベクトーム手術では鼻側120°の
範囲の線維柱帯を切除しており, 追加μフックト
ラベクロトミーを行う際には, 上耳側と下耳側の
2か所の小角膜切開で行い, 初回トラベクトーム
手術時の線維柱帯切除部位とつながるように, μ
フックを使用して上方と下方に約45°ずつ新たに
線維柱帯切開を行った. 初回手術時の切除部位に
PASが生じている場合にはμフックを用いて解除
し, PASが生じていない部位も切除ラインをμ
フックでなぞった(図5). 眼圧は追加手術前が
31.2±9.2 mmHg, 術後1年目は16.0±3.7

```
```

mmHgと有意に下降し，術後1年目の累積生存率は65.3%，追加トラベクレクトミーを要した割合は20.0%であった．再び，10台後半の眼圧を目指した低侵襲な手術としては比較的良好な成績であり，追加トラベクレクトミーが躊躇される症例に対する追加手術の選択肢となりうる結果であった．眼圧下降が得られた機序として，新たに線維柱帯切開を追加したことや，PASを解除したことに加え，以前の線維柱帯切除ラインをμフックでなぞることにより逆流性出血が得られたことから，何かしらの閉塞性物質が集合管開口部付近に沈着しており，それをμフックで除去することが奏効した可能性を推察する．

## おわりに

トラベクロトミー眼内法において，筆者は操作性の良いトラベクトームを好んで使用するが，デバイスによる成績の差は少なく，どのデバイスを選択するかは術者の好みによると考える．切開（切除）範囲について，初回手術時の切開範囲を小さくすれば，眼圧再上昇時に追加MIGSを行う選択肢が得られるが，最初から広範囲の切開（切除）を行っておいたほうが眼圧の再上昇を起こしにくい可能性も考えられる．切開範囲別の長期成績や追加MIGS成績の報告が待たれる．

## 文　献

1) Kasahara M, Shoji N : Effectiveness and limitations of minimally invasive glaucoma surgery targeting Schlemm's canal. Jpn J Ophthalmol, 65 (1) : 6-22, 2021.

2) Kasahara M, Shoji N, Matsumura K : The Influence of Trabectome Surgery on Corneal Endothelial Cells. J Glaucoma, 28(2) : 150-153, 2019.

3) Shoji N, Kasahara M, Iijima K, et al : Short-term evaluation of Trabectome surgery performed on Japanese patients with open-angle glaucoma. Jpn J Ophthalmol, 60 : 156-165, 2016.

4) Ahuja Y, Ma Khin Pyi S, Malihi M, et al : Clinical results of ab interno trabeculotomy using the trabectome for open-angle glaucoma : the Mayo Clinic series in Rochester, Minnesota. Am J Ophthalmol, 156 : 927-935, 2013.

5) Yildirim Y, Kar T, Duzgun E, et al : Evaluation of the longterm results of trabectome surgery. Int Ophthalmol, 36 : 719-726, 2016.

6) Mizoguchi T, Nishigaki S, Sato T, et al : Clinical results of Trabectome surgery for open-angle glaucoma. Clin Ophthalmol, 9 : 1889-1894, 2015.

7) Kaplowitz K, Bussel II, Honkanen R, et al : Review and meta-analysis of ab-interno trabeculectomy outcomes. Br J Ophthalmol, 100 : 594-600, 2016.

8) Kono Y, Kasahara M, Hirasawa K, et al. Long-term clinical results of trabectome surgery in patients with open-angle glaucoma. Graefes Arch Clin Exp Ophthalmol, 258(11) : 2467-2476, 2020.
  *Summary* トラベクトーム手術後の長期成績について詳細に検討した文献．

9) Ting JL, Damji KF, Stiles MC, Trabectome Study Group : ab interno trabeculectomy : outcomes in exfoliation versus primary open-angle glaucoma. J Cataract Refract Surg, 38 : 315-323, 2012.

10) Minckler D, Mosaed S, Dustin L, et al : Trabectome(trabeculectomy-internal approach) : additional experience and extended follow-up. Trans Am Ophthalmol Soc, 106 : 149-159, discussion 59-60, 2008.

11) Chihara E, Nishida A, Kodo M, et al : Trabeculotomy ab externo : an alternative treatment in adult patients with primary open-angle glaucoma. Ophthalmic Surg, 24 : 735-739, 1993.

12) Francis BA, See RF, Rao NA, et al : Ab interno trabeculectomy : development of a novel device (Trabectome)and surgery for open-angle glaucoma. J Glaucoma, 15 : 68-73, 2006.

13) van Oterendorp C, Ness T, Illerhaus G, et al : The trabectome as treatment option in secondary glaucoma due to intraocular lymphoma. J Glaucoma, 23 : 482-484, 2014.

14) Bussel II, Kaplowitz K, Schuman JS, et al : Outcomes of ab interno trabeculectomy with the trabectome by degree of angle opening. Br J Ophthalmol, 99 : 914-919, 2015.

15) Minckler D, Dustin L, Mosaed S : Trabectome

for Open-Angle Glaucoma-A Continuing Case Series. Abstract, American Glaucoma Society, Naples, FL, 2010.

16) Kaplowitz K, Chen X, Loewen N : Two Year Results for 180 Degree Trabectome Ablation. Poster #24. 2013.

17) Francis BA, Winarko J : Ab interno Schlemm's canal surgery : trabectome and i-Stent. Dev Ophthalmol, **50** : 125-136, 2012.

18) Mori S, Tanito M, Shoji N, et al : Noninferiority of Microhook to Trabectome : Trabectome versus Ab Interno Microhook Trabeculotomy Comparative Study (Tram Trac Study). Ophthalmol Glaucoma, **5**(4) : 452-461, 2022.
Summary トラベクトーム手術と比較して μ フックトラベクロトミーの成績が非劣性である ことを証明した重要な文献.

19) Wecker T, Anton A, Neuburger M, et al : Trabeculotomy opening size and IOP reduction after Trabectome® surgery. Graefes Arch Clin Exp Ophthalmol, **255**(8) : 1643-1650, 2017.

20) Okada N, Hirooka K, Onoe H, et al : Comparison of Efficacy between 120° and 180° Schlemm's Canal Incision Microhook Ab Interno Trabeculotomy. J Clin Med, **10**(14) : 3181, 2021.

21) Mori S, Murai Y, Ueda K, et al : Comparison of efficacy and early surgery-related complications between one-quadrant and two-quadrant microhook ab interno trabeculotomy : a propensity score matched study. Acta Ophthalmol, **99**(8) : 898-903, 2021.

22) Otsu Y, Matsuoka M, Koshibu K, et al : Reduction of Intraocular Pressure by Additional Trabeculotomy Ab Externo in Eyes With Primary Open-angle Glaucoma. J Glaucoma, **27**(10) : 914-919, 2018.
Summary トラベクロトミー眼外法後に眼圧の 再上昇を認めた症例に対し，再度施行したトラベ クロトミー眼外法の成績について詳細に検討し た文献.

Monthly Book

# OCULISTA
オクリスタ

2022.**3**月増大号

No.**108**

# 「超」入門
# 眼瞼手術アトラス
## ―術前診察から術後管理まで―

眼瞼手術は**この一冊から！**豊富な図写真とともに、眼瞼手術のエキスパートが
**初学者に分かりやすく解説**した**眼瞼手術手技**特集！

**編集企画** **嘉鳥信忠** 聖隷浜松病院眼形成眼窩外科顧問／大浜第一病院眼形成眼窩外科
**今川幸宏** 大阪回生病院眼形成手術センター部長
2022年3月発行　B5判　150頁　定価5,500円(本体5,000円＋税)

## 目 次 ．．．．．．．．．．．．．．．．．．．．．．．．．．．．

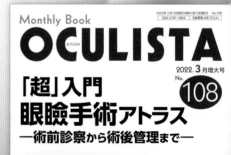

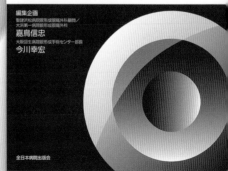

**全日本病院出版会** 〒113-0033 東京都文京区本郷 3-16-4　Tel：03-5689-5989
www.zenniti.com　Fax：03-5689-8030

MB OCULI. No. 118：17－25, 2023

特集／低侵襲緑内障手術(MIGS)の基本と実践—術式選択と創意工夫—

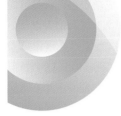

# ナイロン糸を用いた
# トラベクロトミー

新明康弘*

**Key Words：** 5-0 ナイロン糸(5-0 nylon suture)，360°スーチャートラベクロトミー変法(modified 360-degree suture trabeculotomy)，gonioscopy-assisted transluminal trabeculotomy，スーチャートラベクロトミー眼内法(suture trabeculotomy ab interno)，手術用隅角鏡(surgical gonio lens)，シュレム管(Schlemm's canal)，一過性眼圧上昇(transient intraocular pressure spike)

**Abstract：** ナイロン糸を用いたトラベクロトミーはシュレム管内に糸を挿入し，線維柱帯を切開して眼圧を下降させる術式であり，眼外から強膜弁を作製して行う方法と，隅角鏡を使用して眼内から行う方法があり，後者は低侵襲緑内障手術(MIGS)に分類される．

　眼内からこの手技を行う場合，角膜にサイドポートを2～3か所作製して前房内を粘弾性物質で満たし，鼻側の線維柱帯の一部を眼内から切開する．切開は眼圧を下げて前房出血が生じるのを防ぐため，粘弾性物質につけた鈍針を用いて行い，そのままシュレム管内に粘弾性物質を注入する．その後，糸をシュレム管内に時計回りに挿入し，全周通過した場合には糸の両端を締めて線維柱帯を360°切開する．また途中で糸が止まった場合には，線維柱帯の切開創から反時計回りに半切した糸を挿入，最初の糸で線維柱帯の部分切開を行い，その後2本目の糸を進めて，残りを切開している．

## はじめに

　ナイロン糸を用いたトラベクロトミーはシュレム管内に糸を挿入し，線維柱帯を広く切開して眼圧を下降させる術式であり，眼外から強膜弁を作製して行う方法と，隅角鏡を使用して眼内から行う方法があり，後者は低侵襲緑内障手術(MIGS)に分類される．両者は手術手技こそ異なるが，基本的に手術成績については同等である[1]．

　ポリプロピレン糸を使用して線維柱帯を全周切開する手術は1995年にBeckらによって最初に発表された[2]．ナイロン糸を用いるトラベクロトミーはこれを元に，強膜弁を作製して眼外からシュレム管内に5-0ナイロン糸を入れて360°線維柱帯を切開する手術として考案され，我々はこれを360°スーチャートラベクロトミー変法(modified 360-degree suture trabeculotomy)と名付けた[3]．

　その後トラベクトームの登場等によって隅角鏡を用いて眼内から隅角にアプローチする術式が注目され，やがてシュレム管への通糸も眼内から行う術式が登場した[4][5]．海外では，この術式はgonioscopy-assisted transluminal trabeculotomyと呼ばれ[4]，前述の糸の他，切開にマイクロカテーテルが使用される場合もある[6]（日本では未承認）．国内では，佐藤先生の命名[5]に従い，スーチャートラベクロトミー眼内法(suture trabeculotomy ab interno)と呼ぶ場合が多い．

　ナイロン糸を用いるトラベクロトミーの特徴は，シュレム管内に挿入するのが柔らかい糸である分，集合管の開口部に対して愛護的であること，他のMIGSと比較して線維柱帯切開の範囲が

* Yasuhiro SHINMEI，〒060-0031　札幌市中央区北一条東1丁目 2-3　カレスサッポロ時計台記念病院眼科，部長

広いことと考えているが，一方で切開範囲が広い分，前房出血も多くなる[7]．

## 術式選択で考慮すべき点

### 1．角膜の透明性

他の MIGS 同様，隅角鏡を用いて眼内から線維柱帯にアプローチするため，角膜の透明性が保たれていることが術式選択のうえで重要になる．角膜混濁がある症例では，強膜弁を作製して眼外からシュレム管に糸を挿入したほうが良い．

### 2．目標眼圧

ナイロン糸を用いたトラベクロトミーは，期待される眼圧下降効果の強さから，MIGS の適応のなかでも特に眼圧を下げたい症例を選ぶことになる．術後平均眼圧は 13 mmHg 前後となり，それ以下の眼圧を目指す場合は，濾過手術を選択する．

### 3．術後合併症

術後合併症として前房出血や一過性眼圧上昇を生じる．出血が硝子体側に回る無水晶体眼やYAG レーザーによる後嚢切開後の眼は避けたほうが良く，腎機能が悪い等，術後一過性眼圧上昇時に炭酸脱水酵素阻害薬の内服が行えない症例も避ける．

### 4．緑内障の病期

すでに進行した緑内障では，前述の一過性眼圧上昇により中心視野消失の危険性があるので，適応としていない．初期〜中期のステージの緑内障が対象となる．

### 5．緑内障病型

他の MIGS 同様，血管新生緑内障には禁忌である．一方で，テント状の周辺虹彩前癒着（PAS）が隅角に多発するようなぶどう膜炎緑内障にも有効な術式であるが[8]，糸を挿入し始める鼻側の象限の線維柱帯がよく見える状態でなければ，眼内からの糸の挿入は難しい．それ以外では開放隅角緑内障から閉塞隅角緑内障[9]まで，広い病型に対応する．

### 6．白内障同時手術

白内障同時手術を行っても単独手術と変わりな

いか[7]，あるいは優れた手術成績が得られる可能性があり[10]，水晶体の混濁があって調節力がない年代であれば，同時手術を回避すべき理由はない．特に閉塞隅角緑内障では，術後の PAS の再形成を防ぐ目的で，筆者は積極的に同時手術を選択している．

## 創意工夫

### 1．手術器具の選び方

#### a）手術用隅角鏡

手術用隅角鏡はいくつか存在するが[11]，右利きの筆者はヒル オープンアクセス サージカルゴニオプリズム®（左手用）を使用している．角膜サイドポートから挿入した鑷子で眼内に挿入したナイロン糸（陳氏スーチャートラベクロトミー糸®）を操作する際，直像鏡タイプの隅角鏡のほうが，手前側の視野が広いので，糸を掴みやすいことと，角膜と接する範囲が比較的狭いため，鑷子と干渉しにくいことが利点として挙げられ，さらにこの手術用隅角鏡は術者が把持する際の安定性も良い．

#### b）ナイロン糸を眼内操作する鑷子

鑷子は 20 G の V ランスで作製した角膜のサイドポートから使用するため，池田氏マイクロカプスロレキシス鑷子 23 G ユニバーサル®を使用している．先端も尖っていないため，シュレム管の内側に触れることがあっても集合管を損傷しにくいと考えている．

#### c）ナイロン糸の加工

Beck らによる 360°線維柱帯切開原法では 6-0ポリプロピレン糸が切開に用いられていたが[2]，我々のグループはシュレム管への全周通糸率を改善させるために 5-0 ナイロン糸を利用し始めた[3]．糸の先端はマッチ棒の先のように熱加工で丸めていた（図 1-a）が，今では自作しなくても，はんだやから「陳氏スーチャートラベクロトミー糸®」として購入することができる．図 1-b に 6-0 ポリプロピレン糸を加工したものと 5-0 ナイロン糸を加工したものの違いを示す．後者のほうが，シュレム管に通糸しやすく，はんだやの製品版もこの形

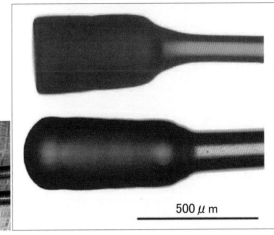

**図 1.** 糸の先端加工
a：焼灼器(右)に 5-0 ナイロン糸(左)を近づけて先端を熱加工して丸める様子
b：上が 6-0 ポリプロピレン糸，下が 5-0 ナイロン糸を加工したものの先端を示す.

(文献 3 より改変)

状を再現している.

### 2．手術のセッティング

#### a）術者の位置と顕微鏡

術者は患者の耳側に座り，助手が頭側に座る．手術顕微鏡の鏡筒は術者に向かって約 30°傾けている(図 2-a)．さらに患者には術者と反対側に顔を傾け，さらに眼も術者の対側を向くよう指示し，鼻側の線維柱帯が見やすいように調整する.

#### b）眼内操作のための角膜サイドポートの位置

手術は，20 Gの Vランスを用いて 2～3 か所作製している角膜サイドポートから行う．角膜サイドポートの作製の際は，眼表面の出血は隅角鏡使用の妨げになるため，角膜に侵入した血管をなるべく傷つけないよう注意する.

図 2-bは耳側に座った術者視点からの術野の模式図で，赤矢印は角膜サイドポートを作製する際の位置を示す．まずは，①左手側(6 時)と，②右手側(12 時)に 2 か所，角膜サイドポートを作製．方向は最初に鼻側の線維柱帯を切開する位置(点線黒矢印)に向かうように作る.

#### c）眼内へのアプローチ

手術開始時には図 2-bの①から 5-0 ナイロン糸を挿入し，②から鑷子を挿入する．また前房内麻酔や粘弾性物質の注入も②から行っている．糸が途中で詰まったときには②からいったん鑷子を抜いて，耳側に角膜サイドポートを追加作製(図 2-b③)．半切した糸の反対側を②から挿入し，③から鑷子を入れて糸を操作する(そのとき①と②はそれぞれ糸が刺入されている).

糸が最初からシュレム管の全周を通過した場合には③の追加は不要である．このようなセッティングを行い，左手に持った隅角鏡を粘弾性物質とともに角膜上に置くと図 2-cのような視野が得られる．ここでは①から入れた 5-0 ナイロン糸と②から入れた鑷子が線維柱帯とともに観察できる.

### 3．麻　酔

線維柱帯を切開する際に，ピリピリするような痛みを感じる場合が多いので，全例，前房内麻酔(0.5%キシロカイン® 0.2 ml)を行っている．術野に少量でも出血があると，隅角鏡の視認性が悪くなるので，テノン嚢麻酔は行わず，前房内麻酔は前述の如く，図 2-b②のポートから 27 Gの鈍針(ヒーロン針)で投与している.

### 4．線維柱帯の同定

線維柱帯は，隅角の開大度や色素沈着に個人差が大きいため，隅角手術に慣れるまでは同定しにくいこともある．また虹彩前癒着が存在するとさらに見えにくい．どうしても線維柱帯の位置に確信が持てない場合には，前房内を粘弾性物質で満たす前に，前房水を少し抜いて眼圧を下げると線維柱帯が充血するため，確実に見つけることができる.

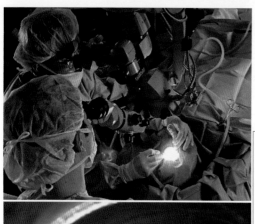

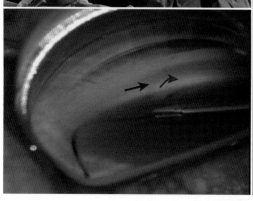

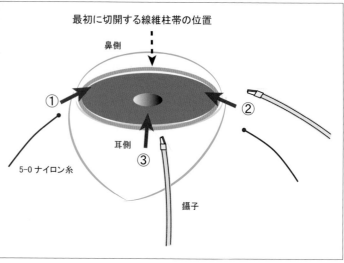
最初に切開する線維柱帯の位置

鼻側

① ②

耳側

③

5-0 ナイロン糸

鑷子

**図 2.** 手術のセットアップ

a：手術中の術者の位置．術中写真．奥が術者，手前が助手（写真手前が患者の頭側）．術者は
　患者の耳側に座り，手術顕微鏡の鏡筒は約 30° 術者側に傾ける．

b：隅角操作のための角膜サイドポート．赤矢印は角膜サイドポートの作製位置．①左手用，
　②右手用．5-0 ナイロン糸は①から挿入留置，②から挿入した鑷子で操作する（術者が右利
　きの場合）．
　②からさらに糸を入れる場合には③に角膜サイドポートを作製し，ここから鑷子を入れる．
　黒矢印の位置は鼻側の最初に切開する線維柱帯の位置を指す．

c：隅角鏡の術野．左手側のポートから 5-0 ナイロン糸が挿入され，右手側のポートから池田
　氏マイクロカプスロレキシス鑷子 23 G ユニバーサル® が挿入されている．鑷子は糸を把持
　しており，赤矢印の方向に刺入した糸がシュレム管内を一周して青矢印の位置まで到達し
　ている．

$\frac{a}{c}|b$

ただし，実際に線維柱帯を切開する際には，前
房内を粘弾性物質で満たしてしっかり線維柱帯の
充血が消えるまで眼圧を上げないと，切開時の出
血により隅角の視認性が悪くなる．

### 5．線維柱帯に糸を挿入するためのきっかけを
### 作る（鼻側線維柱帯の小切開）

当初は，25 G の針の先端を鑷子の柄の部分にあ
てて少し曲げ，ピックを作製して線維柱帯を角膜
側から虹彩側に垂直方向にひっかくようにして線
維柱帯の一部に裂け目を作るようにしていた（図
3-a）．この方法では，正確に線維柱が同定できて
いない場合でも，上下方向に針先を動かせば，線
維柱帯が膜状に剝けてくるのでシュレム管の位置

がわかりやすい．ただし器具の入れ替え時に眼圧
が下がってしまうと出血が生じるため，挿入する
糸を把持するための前嚢鑷子の先端で線維柱帯を
穿破し，素早く糸をシュレム管内に挿入するよう
やり方を変えていった（図 3-b）．この方法では，
あらかじめ糸の先端を穿破する線維柱帯付近に置
いておくことがポイントである．

しかし，この方法でも，糸をシュレム管内に押
し込んでいくときに粘弾性物質が抜けて眼圧が下
がる場合があり，その際は糸を挿入した方向とは
逆方向のシュレム管内から出血が生じてくる．そ
こで，さらなる工夫としてシュレム管を粘弾性物
質につけたヒーロン針を用いて線維柱帯を破り，

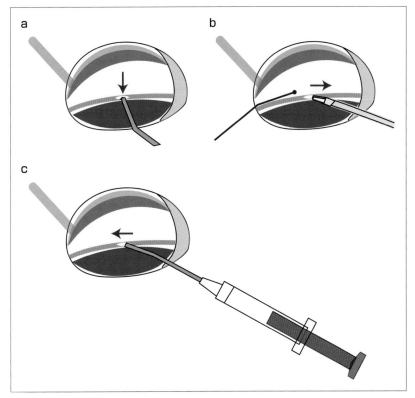

**図 3**. ナイロン糸を入れるきっかけ

a：25 G 針を用いる方法．先を曲げた 25 G 針で線維柱帯を下向きに擦ると，内壁が剝けてシュレム管の一部が開放される(赤矢印の部分)．

b：マイクロカプスロレキシス鑷子を用いる方法．鑷子の先を線維柱帯に押し付けて水平に動かすとシュレム管内壁が裂けて，鑷子の先端がシュレム管に入る．開放された部分から強膜が白く見えたら，あらかじめ眼内に挿入しておいたナイロン糸(紫)を鑷子で把持して，すばやく赤矢印の方向に挿入する．

c：ヒーロン針を用いて切開し，粘弾性物質をシュレム管内に注入する方法．ヒーロン針を押し付けても線維柱帯に穴が開き，シュレム管は開放されるので，そこで針先を少し進めて粘弾性物質をシュレム管内に赤矢印の方向へ注入する．

そのままシュレム管内に粘弾性物質を注入する方法に至った(図 3-c)．シュレム管内に粘弾性物質を注入し，拡張させておくことで糸を通過させやすくすることも同時に期待している．

### 6．シュレム管内への確実な糸の挿入

線維柱帯を穿破しシュレム管内を露出した部分は，出血を生じない限り，強膜側が透見できるため白く見える．そこに糸の先端を押し付けて虹彩面に平行に糸を進めていくと，線維柱帯の壁面を通して糸が進んでいくのが見える．

糸が虹彩に平行に進まない場合には，シュレム管内に糸の先端が入っていない．そのまま進める

と上脈絡膜腔に迷入するので，挿入し直す．糸が入っているかどうかわかりにくい場合には，挿入後に糸を直角に立てるようにして，糸が抜けない範囲で線維柱帯を少しだけ切開してみると良い．鑷子の陰で糸が見えない場合は，糸をいったん離して鑷子をよけて，シュレム管内の糸を確認する．

### 7．線維柱帯を全周切開するための工夫

糸をシュレム管内に押し込んで進めていくと，だんだん抵抗が増してくる．抵抗のため糸が進みにくくなるのは 180°を超えてからがほとんどである．そこから全周切開するために 3 つの工夫を行っている．

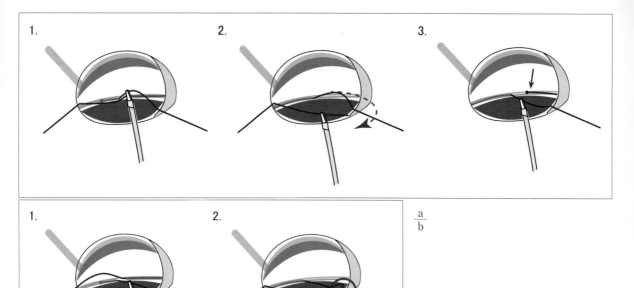

**図 4.** ナイロン糸の上下関係

時計回りに入れた糸が途中で止まった場合，シュレム管を切開した部分から，半切した糸の残りを今後は反時計周りにシュレム管内に挿入していく．

a：正しい糸の上下関係（2本目の糸を上にした場合）

　1：最初の糸の上にくるように2本目の糸（半切した残り）を，反時計回りにシュレム管内に挿入

　2：最初の糸（時計回りに挿入）を掴んで線維柱帯の部分切開を進める（赤矢印）．半周ほど切開して，糸が抜けてきたら2本目の糸を掴んで進めていく．

　3：この糸は切開されていない部分のシュレム管を通過すれば，あとはすでに最初の糸で切開されたシュレム管内を進んで挿入部まで戻ってくる（赤矢印）．

b：誤った糸の上下関係（2本目の糸を下にした場合）

　1：2本目の糸（反時計回り挿入）が最初の糸より眼内で下に位置した場合

　2：最初に入れた糸（時計回りに挿入）を掴んで線維柱帯を切開している最中に，向かって右側のサイドポートの位置で2本の糸が絡まる（赤丸）．

### a）糸を強く押し込むための持ち替え

糸が詰まって，それ以上進まなくなるときに無理に力を加えると，糸がたわんでシュレム管の挿入部分が糸の進行方向に切開されてしまう．これをなるべく避けるには，抵抗が強くなってきた時点で糸の把持する位置を挿入部分に近くしてたわみにくくし，ストロークを短めに糸をこまめに持ち替えながら押す．

### b）糸を逆方向から挿入

それでも糸が進まなくなれば，眼外に出ている部分で糸を全体の半分くらいの長さでいったん切断する．そして耳側に3つ目の角膜サイドポートを作製する（図2-b③）．

今まで右手で鑷子を操作していた角膜サイドポート（図2-b②）から，今度は逆向きに半切した残りの糸をもう一方の加工された先端を先にして前房内に挿入する．耳側に追加した角膜サイドポートは新たに鑷子を挿入して眼内操作するために使用する．このとき後から入れた糸は，最初の糸より上側になるようにする（図4-a）．こののち先に入れた糸を引いて線維柱帯を切開していくが，あとから入れた糸と絡むと，後の糸がシュレム管内から抜けてしまうので，糸の上下関係に注意する（図4-b1のように先に入れた糸が上になると眼内で2本が交差して引っかかってしまう（図4-b2赤丸））．

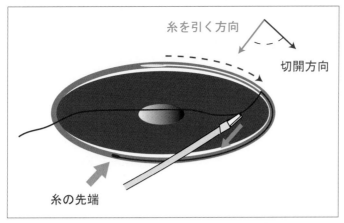

**図 5**. 部分切開する場合の糸を引く方向

左の角膜サイドポートから前房内に挿入し，時計回りにシュレム管内を進めた1本目の糸が，図左下の橙矢印の位置で詰まった場合に，2本目の糸を右手のポートから反時計回りにシュレム管内に挿入する．その後，切開方向（赤矢印）に対して，鑷子で5-0ナイロン糸を引く方向（緑矢印）が90°以下になるようにすると，糸が抜けにくくなり，切開が進む．赤点線は切開された線維柱帯の範囲を示す．

最初の糸でシュレム管を可能な限り部分切開しても良いが，切開後の出血で隅角の視認性が落ちると，逆方向からシュレム管への糸の挿入が難しくなるので，これを避けるために部分切開前に半切した糸の残りを，あらかじめ対側のシュレム管内に留置している．

### c）部分切開をなるべく広範囲に行う（糸を引く方向の工夫）

図2-cのように，糸がシュレム管内を全周通過する場合もあるが，途中で進まなくなることが多い．個人的な経験としては180〜270°あたりで詰まることが多い．

その場合には，なるべく詰まった付近まで，その糸を用いて，できるだけ長く線維柱帯の切開を行いたい．そのためには図5のように糸を引く方向を切断する部分に対して垂直になるように引いてくると良い（180°以上切開できると，逆方向から入れた2本目の糸によって，ほとんどの場合で残りの部分も切開できる）．

180°付近（耳側の角膜サイドポート付近）まで鑷子で糸を引いたら，左手側のポートから糸を掴んで方向を変える（そのまま耳側から糸を引いてもシュレム管から抜けてくる）．こうすると180°を超えて切開できる．

このように線維柱帯を部分切開したのち，時計回りに挿入した糸が抜けてきたら，そのまま前房内から除去して，今度は反時計回りに挿入した2本目の糸を進めていくと，やがて図4-a3のように鼻側まで先端が進んでくるので，糸の先端を掴んで残りの部分を切開する．

### 8．前房出血を減らす

#### a）術中出血

術中の出血を減らす工夫としては，眼圧を如何に下げないかに尽きる．前房内を粘弾性物質で置換する際には，シュレム管の充血が減少するまで圧を上げていく（ただしヒアルロン酸ナトリウム2.3%を使う場合には，入れすぎると角膜上皮浮腫を起こして術中の視認性が悪くなるので注意する）．特に器具の眼内への出し入れの際，前房内から粘弾性物質が抜け眼圧が下がりやすいので，器具の出し入れは最小限に留めるようにし，出血が生じた場合には，粘弾性物質を追加して術野から移動させる．

#### b）術後出血

術後の出血を減らす工夫として，切開後の前房洗浄をしっかり行うことと，創口からのリークがないようにしっかり角膜創をハイドレーションすること，最後にやや眼圧が高めになるよう調整し

て手術を終了することの3点を心がけている.

　筆者は白内障手術機械のバイマニュアルI/Aハンドピースを用いて手術の最後に前房洗浄を行っているが,先に吸引用ハンドピースだけ抜いて,隅角からの出血がほとんどなくなるまで,灌流ポジションを約1分程度キープしている.灌流用ハンドピースを抜いたあとは,素早く角膜創をハイドレーションして,出血を最小限に留める.さらに前房内の出血がほとんどないことを確認して手術を終了している.

### 9.　術後合併症への対処

　線維柱帯切開術全般の合併症には前房出血と一過性眼圧上昇が挙げられるが,ナイロン糸を使用したトラベクロトミーは切開範囲が広い分,他のMIGSに比較して出血しやすい.前房出血は通常1週間くらいで吸収されるが,なかには量が多く,のちに前房洗浄を要する場合もある.一過性眼圧上昇（>30 mmHg）は,頻度の高い合併症で全体の40％くらいで生じる[7].これは必ずしも,前房出血が多い症例に起きるわけではない.

　一過性眼圧上昇の際には炭酸脱水酵素阻害剤の内服や,浸透圧利尿剤の点滴で対処している.これは通常3日程度続くと再び眼圧が下がることが多いが,そうでない場合には,線維柱帯切除術等の追加を検討する.術直後から,眼圧上昇が起きる症例はむしろ稀であるので,筆者はルーチーンに術直後から炭酸脱水酵素阻害剤の内服をさせることはしていない.

　しかし日帰り手術で,高眼圧期が週末等にかかりそうなときは,屯用として3日分程度の炭酸脱水酵素阻害剤を処方し,目のかすみや頭痛・眼痛が生じた場合には内服するよう指示している.この一過性眼圧上昇は術後1週間から1か月以内くらいに遅れて生じることもあるので注意する.

### さいごに

　ここまでナイロン糸を用いたトラベクロトミーについて筆者の術式選択のポイントと創意工夫について解説してきた.眼内からのアプローチは眼外からのアプローチに比べて,シュレム管内に糸を挿入する操作が比較的容易である反面,一度に全周通糸することが難しい.筆者は2方向から糸を挿入することで,全周切開率を改善させているが,眼圧を下げるだけなら180°切開でも十分という報告もある[12].しかし,マイクロフックロトミーとの比較では,ナイロン糸を用いて切開範囲を広げたほうが有効である可能性も指摘されているため[13],今のところ筆者はシュレム管をなるべく全周切開するようにしている.

### 文　献

1) Yalinbas D, Dilekmen N, Hepsen IF：Comparison of Ab Externo and Ab Interno 360-degree Suture Trabeculotomy in Adult Open-angle Glaucoma. J Glaucoma, **29**(11)：1088-1094, 2020.
　*Summary*　360°トラベクロトミーを眼外から行った場合と眼内から行った場合の比較.手術成績は両者で有意差なし.
2) Beck AD, Lynch MG：360 degrees trabeculotomy for primary congenital glaucoma. Arch Ophthalmol, **113**：1200-1202, 1995.
3) Chin S, Nitta T, Shinmei Y, et al：Reduction of intraocular pressure using a modified 360-degree suture trabeculotomy technique in primary and secondary open-angle glaucoma：A pilot study. J Glaucoma, **21**：401-407, 2012.
4) Grover DS, Godfrey DG, Smith O, et al：Gonioscopy-assisted transluminal trabeculotomy, ab interno trabeculotomy：technique report and preliminary results. Ophthalmology, **12**：855-861, 2014.
　*Summary*　隅角鏡を使用して眼内からシュレム管に糸を通して360°線維柱帯切開を行った最初の報告.
5) Sato T, Hirata A, Mizoguchi T：Prospective, noncomparative, nonrandomized case study of short-term outcomes of 360°suture trabeculotomy ab interno in patients with open-angle glaucoma. Clin Ophthalmol, **9**：63-68, 2015.
6) Lehmann-Clarke L, Sadeghi Y, Guarnieri A, et al：Gonioscopy-assisted transluminal trabeculotomy using an illuminated catheter for infantile primary congenital glaucoma. Case series.

Am J Ophthalmol Case Rep, **19**：100733, 2020.

7）Shinmei Y, Kijima R, Nitta T, et al：Modified 360-degree suture trabeculotomy combined with phacoemulsification and intraocular lens implantation for glaucoma and coexisting cataract. J Cataract Refract Surg, **42**：1634-1641, 2016.

8）Kijima R, Shinmei Y, Chin S, et al：Long-term Outcomes of Modified 360-Degree Suture Trabeculotomy for Uveitic Glaucoma Compared With Primary Open Angle Glaucoma. J Glaucoma, **31**(8)：682-688, 2022.

9）Sharkawi E, Artes PH, Lindegger DJ, et al：Gonioscopy-assisted transluminal trabeculotomy in primary angle-closure glaucoma. Graefes Arch Clin Exp Ophthalmol, **259**(10)：3019-3026, 2021.

10）Sato T, Kawaji T, Hirata A, et al：360-degree suture trabeculotomy ab interno with phacoemulsification in open-angle glaucoma and coexisting cataract：a pilot study. BMJ Open Ophthalmol, **3**(1)：e000159, 2018.

11）森　和彦：手術手技のコツ　手術用隅角鏡を用いた低侵襲緑内障手術（MIGS）（解説）．眼科手術, **32**(4)：539-544, 2019.

12）Sato T, Kawaji T：12-month randomised trial of 360°and 180°Schlemm's canal incisions in suture trabeculotomy ab interno for open-angle glaucoma. Br J Ophthalmol, **105**(8)：1094-1098, 2021.

13）Yokoyama H, Takata M, Gomi F：One-year outcomes of microhook trabeculotomy versus suture trabeculotomy ab interno. Graefes Arch Clin Exp Ophthalmol, **260**(1)：215-224, 2022.

*Summary*　ナイロン糸を用いたトラベクロトミーとマイクロフックを用いたトラベクロトミーを比較．前者の切開幅は336.9±51.9°で後者は215.1±32.7°．術後の眼圧は術後6か月までは有意差はないが，術後12か月ではナイロン糸を用いたトラベクロトミー群のほうが低かった．また術前眼圧が21 mmHg以上の症例に限ってみると，ナイロン糸を用いたトラベクロトミー群の生存率が高かった．

MB OCULI. No. 118：26−30, 2023

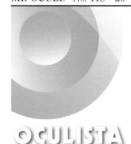

# Kahook dual blade®

OCULISTA

折井佑介*

**Key Words :** カフークデュアルブレード(Kahook dual blade), 低侵襲緑内障手術(micro invasive glaucoma surgery), 流出路再建術(眼内法)(ab interno trabeculotomy/trabeculectomy), IOP spike

**Abstract :** Kahook dual blade® は適応疾患にほとんど制限がなく，手技も簡便で扱いやすく，重篤な合併症の少ない低侵襲緑内障手術(MIGS)用のデバイスである．2枚刃のブレードによる十分な幅の線維柱帯組織の切開が可能であり，良好な眼圧下降と緑内障点眼数減少効果を示す．治療効果は他の MIGS 用デバイスと比較して同等であり，線維柱帯の切除能力は他のデバイスと比較しても良好である．

## Kahook dual blade について

### 1．構　造

　Kahook dual blade®(KDB)(図1)は，低侵襲緑内障手術(micro invasive glaucoma surgery：MIGS)として，流出路再建術(眼内法)に用いられるデバイスである．ネック部分の幅は22Gで，サイドポートからも挿入が可能である．先端部分を線維柱帯に刺入し，ランプと呼ばれる斜面で線維柱帯を持ち上げ，2枚のブレードで線維柱帯を帯状に切開・切除する構造となっている．裏面のフットプレート，ヒールと呼ばれる部分はSchlemm管外壁への損傷を防止し，スムーズな動きを可能としている．改良が施された KDB Glide® では，フットプレート部がスリム化されており，より Schlemm 管へのフィット性能が向上している．

### 2．手技の概要

　集合管の多い下鼻側の線維柱帯を切開するために，基本は耳側切開での鼻側へのアプローチが推奨され，また強角膜切開を行うと出血のため隅角の観察がしにくくなる可能性があり，角膜切開が推奨される．iStent inject の場合は，現在は白内障手術と同時手術で行う必要があるが，KDB等を用いた流出路再建術(眼内法)の場合は単独で行うことも可能である．

　粘弾性物質を特に鼻側が広くなるように前房内に注入した後に，角膜にも粘弾性物質を乗せておく．ビスコアダプティブ型の粘弾性物質を使用すると前房の安定性が高まり，また切開時の出血が抑制され視野の確保がしやすくなるが，必ずしも使用する必要はない．顕微鏡を術者側へ30°程度，患者の頭部を術者と反対側へ30°程度傾斜させ，隅角鏡を用いて隅角の観察を行う．線維柱帯が良好に観察されることを確認したうえでKDBを前房内へ挿入し，線維柱帯を切開する(図2)．右利きの場合は右から左方向へ切開を行うほうが容易なことが多く，不慣れなうちは極力右端から切開を始めるほうが切開範囲を大きく確保しやすいと思われる．KDB はその性質上切開した線維柱帯が帯状に切除されてくるため，切開部の終端に対して逆方向からの切開を加えておくと，切除片の除去が行いやすくなり(図3)，また除去した際にDescemet 膜剝離等の周辺組織への意図しない損

* Yusuke ORII, 〒910−1193　福井県吉田郡永平寺町松岡下合月23-3　福井大学医学部眼科学教室

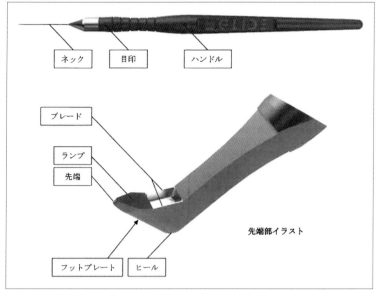

図 1. KDB の構造

（添付文書より引用）

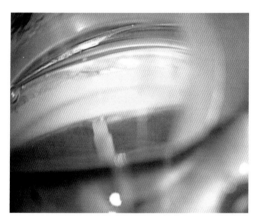

図 2. KDB 術中所見
左方向へ線維柱帯を切開している.

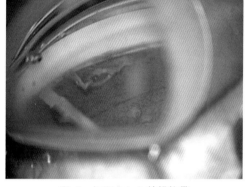

図 3. 切開された線維柱帯
帯状に切除された線維柱帯がみえる.
終端を逆方向から切っている.

傷を予防できる. 切除片の除去は吸引のみでは難しい場合もあり, その場合は前嚢鑷子等を用いて除去することも可能である（図 4）.

## 適 応

基本的には開放隅角緑内障が隅角へのアプローチもしやすく, 良い適応と考える. 特に落屑緑内障は, 選択的レーザー線維柱帯形成術（SLT）等の隅角への処置が有効とされており, 流出路再建術（眼内法）も良い適応となる可能性がある. また, 虹彩前癒着等による隅角閉塞がみられる場合にも, KDB の側面を利用して隅角癒着解離を行った

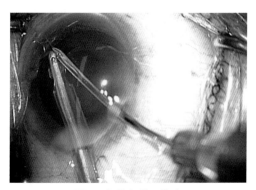

図 4. 切除組織の除去
残存した切除組織は前嚢鑷子等を用いて除去している.

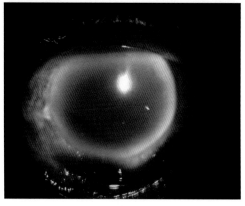

図 5. 術後前房出血
術翌日に前房出血を認めた症例. 経過観察
で自然消退が得られた.

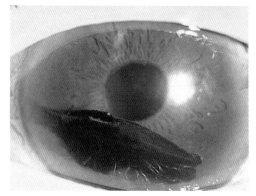

図 6. 血餅が遷延した症例
抗凝固薬を内服しており, 術後しばらく血餅
の残存を認めた症例. 経過観察で自然消退が
得られた.

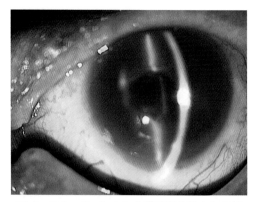

図 7. IOP spike により角膜浮腫を認めた症例
点眼, 内服加療で眼圧下降が得られた.

後に線維柱帯の切開を行うことも可能である. ただし, 血管新生緑内障により隅角に新生血管が生じている場合には, 高度の前房出血を生じる可能性があるため, 適応は慎重に判断するべきである. 術前に抗VEGF薬投与を行うことで血管の消退は期待できるが, 虹彩前癒着が生じている場合には癒着解離を行った時点で出血が生じてくることもしばしば経験される.

手技の際には, 隅角鏡を用いた隅角の直接の観察が必要となるため, 角膜混濁等により透見性が不良の場合には施行が困難である.

### 治療成績

#### 1. 眼圧下降効果

KDBによる流出路再建術の白内障手術との併用および単独施行における治療成績の報告では,

治療後12か月時点でのベースラインからの眼圧が20%以上下降している, または緑内障点眼数が1つ以上少ない場合を成功としたとき, 成功率は併用群, 単独群ともに約7割であった. 眼圧および緑内障点眼数の変化は, 併用群で術前16.7 mmHg, 1.9剤から12か月目で13.8 mmHg, 1.5剤, 単独群では術前20.4 mmHg, 3.1剤から12か月目で14.1 mmHg, 2.3剤と, ともに有意な眼圧下降がみられた. ただし, 長期の成績では眼圧14 mmHg以下を維持できている割合は3~4割程度という報告もされており, 長期間にわたって低い眼圧を維持することは難しい場合もある.

#### 2. 合併症

主にみられる合併症としては, 前房出血, IOP spikeが挙げられる. 前房出血は, 術中には切開した部分より強膜静脈からの血液の逆流が生じるためほぼ必発であり, 逆流性の出血があることはSchlemm管内に達する切開が行えていることの指標と捉えることもできる. 出血は数日間程度遷延する場合があるが, ほとんどの場合自然消退するため基本的には経過観察で良い(図5). ただし, 抗血小板薬や抗凝固薬を内服している場合には出血量が多くなったり, 出血の遷延や大きな血餅の形成等がみられたりする場合があるため注意が必要である(図6). その場合も基本的には自然消退を待つことになるが, 眼圧上昇がみられる場合や, 出血量の減少が認められない場合には再手術による出血の除去も検討する. 手術終了時に眼圧

をやや高めにすることで出血を抑制できる可能性もある.

IOP spike は術後にみられる一過性の高度の眼圧上昇であり，しばしば高眼圧による角膜浮腫等を伴う（図 7）．緑内障点眼やアセタゾラミドの内服で眼圧下降が得られることが多い．特に落屑緑内障の患者では，前房炎症や術後高眼圧が生じやすいため，注意深く観察を行う必要がある.

また，KDB はその構造上，周囲の組織への損傷は生じにくくなっているが，大きく虹彩側へ切り込んでしまうようなことがあると虹彩離断等を生じる場合もあるため，施行時には患者の体動等には注意する必要がある．切開時には痛みが伴い，反射的に動いてしまう場合があるので，切開の直前に麻酔の追加等の工夫を行うと良いかもしれない.

## 他の MIGS デバイスとの比較

### 1．その他の線維柱帯切開用デバイス

Microvitreoretinal（MVR）ブレード，5-0 プロリン糸による suture trabeculotomy，KDB Glide®，TrabEx の 4 つのデバイスによる線維柱帯の切開部の比較を行った報告では，MVR ブレードによる切開創は，線維柱帯は全層切開されていたが線維柱帯組織の除去はされておらず，また，Schlemm 管後壁の損傷が認められた．Suture trabeculotomy での切開創では，周辺組織の損傷は認められず，切開された線維柱帯組織の除去も認められなかった．TrabEx は灌流，吸引機構の付いた線維柱帯切除用のデバイスで，先端部はKDB と似た形状をしており，鋸歯状の 2 枚刃で線維柱帯を切除する構造となっている．その切開創は，ある程度の線維柱帯組織の除去が認められたが，大きめの組織の残存も認められるという結果だった．周辺組織への損傷は認められなかった．KDB Glide® による切開創は最も良く線維柱帯組織の除去が認められ，残存組織の大きさも小さく，周辺組織への損傷を認められなかったという結果であった.

また，MVR ブレード，Trabectome，KDB の 3 つのデバイスを比較した報告では，切開創の組織的な評価は MVR ブレードでは組織残存あり，周辺組織への損傷あり，KDB では広く切開がされており周辺組織への損傷なしと先述の報告と同様の結果であった．Trabectome は線維柱帯を電気的に焼灼切開するデバイスであるが，その切開創では広く切開はされており周辺組織への損傷もなかったが，焦げた組織の集合管への付着が認められ，眼圧等への影響が懸念されていた．また，眼圧下降の検討もされており，MVR ブレードでは 18.5 mmHg から 12.8 mmHg へ，Trabectome では 18.8 mmHg から 11.3 mmHg へ，KDB では 18.3 mmHg から 11.0 mmHg へ下降が得られており，いずれのデバイスでも良好な眼圧下降は得られている.

マイクロフックとの比較では，ベースラインからの眼圧下降と緑内障点眼数の変化は術後 12 か月の時点で KDB 群が 23.2 mmHg，3.3 剤から 16.7 mmHg，1.1 剤，マイクロフック群が 24.7 mmHg，3.7 剤から 13.0 mmHg，1.4 剤で，術後成績は同等であったとされている.

### 2．iStent

白内障手術併用での KDB と iStent の治療効果を比較した報告では，術前と術後 6 か月時点での眼圧および緑内障点眼数の変化は KDB 群で 17.9 mmHg，1.7 剤から 13.6 mmHg，0.6 剤へ，iStent 群で術前が 16.7 mmHg，1.9 剤から 13.9 mmHg，1.0 剤へ減少していた．ともに有意な眼圧下降が得られているが，ベースラインからの眼圧の低下は KDB 群のほうが iStent 群よりも有意に下がっていたという結果となっている.

## おわりに

KDB は扱いも容易なデバイスで重篤な合併症の頻度も少なく，良好な眼圧下降が期待できることから，低侵襲の緑内障手術の選択肢として非常に強力な武器となってくれると考える．難点を挙げるとすればディスポーザブルの機器であるため

使用のたびに購入が必要となり，コストの面でリユースの製品には後れを取る部分があるが，緑内障手術の件数が多くなく，使用頻度の面で機械の新規購入や滅菌管理等での問題がある施設等の場合にはディスポーザブルであることが有利に働くこともあると考える．

MIGS用のデバイスもさまざまなものが開発されてきており，場面ごとに適したデバイスを選択することで，術者にも患者にもより最適な医療が提供されうると考える．今後はトラベクレクトミーとしてのMIGS用のデバイスも登場してくるため，その治療効果にも期待が持たれる．

ここからスタート！
# 眼形成手術の基本手技

編集　鹿嶋友敬
　　　今川幸宏
　　　田邉美香

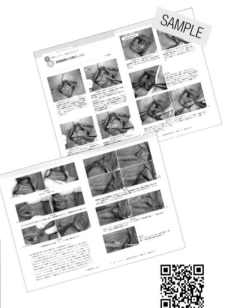

SAMPLE

**眼**形成手術に必要な器具の使い方、症例に応じた手術デザインをはじめ、麻酔、消毒、ドレーピングを含めた術中手技の実際を、多数の写真やシェーマを用いて気鋭のエキスパートが解説！
これから眼形成手術を学んでいきたい眼科、形成外科、美容外科の先生方にぜひ手に取っていただきたい1冊です。

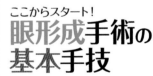

## CONTENTS

**B5判　オールカラー　184頁**
**定価 8,250円（本体 7,500円＋税）**
**2018年1月発行**

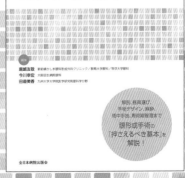

ここからスタート！
眼形成手術の基本手技

鹿嶋友敬　新前橋かしま眼科形成外科クリニック／群馬大学眼科／帝京大学眼科
今川幸宏　大阪回生病院眼科
田邉美香　九州大学大学院医学研究院眼科学分野

解剖、器具選び、手術デザイン、麻酔、術中手技、周術期管理まで眼形成手術の「押さえるべき基本」を解説！

全日本病院出版会

全日本病院出版会　〒113-0033 東京都文京区本郷 3-16-4　Tel：03-5689-5989
www.zenniti.com　　　　　　　　　　　　　　　　　　　Fax：03-5689-8030

MB OCULI. No. 118：32−38, 2023

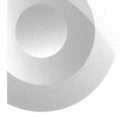

特集／低侵襲緑内障手術(MIGS)の基本と実践―術式選択と創意工夫―

# 谷戸氏 ab interno マイクロフックロトミー

庄司拓平*

**Key Words：** 谷戸氏 ab interno トラベクロトミーマイクロフック，低侵襲緑内障手術(minimally invasive glaucoma surgery：MIGS)，マイクロフックロトミー眼内法(microhook ab interno trabeculotomy：μLOT)，TMH 庄司 edition，術後成績(postoperative results)

**Abstract：** 谷戸氏 ab interno トラベクロトミーマイクロフック(TMH)を用いたマイクロフックロトミー眼内法(microhook ab interno trabeculotomy：μLOT)は，器具がリユーザブルであることと，手技の安全性等の観点から，本邦では最も広く行われている MIGS 術式の1つである．本稿では TMH の特徴・術後成績・主な術後合併症について述べる．また，近年開発した新しい TMH(TMH 庄司 edition)の特徴についても概説する．

## はじめに

谷戸氏 ab interno トラベクロトミーマイクロフック(Tanito microhook：TMH)は本邦で開発されたマイクロフックロトミー眼内法(microhook ab interno trabeculotomy：μLOT)用のフックである．低侵襲緑内障手術(MIGS)は 2010 年代から世界中で急速に広まり[1]，本邦においても初期～中期緑内障患者に対する第一選択手術として普及した[2]．TMH を使用した μLOT は，本邦の緑内障専門家の間でも最も汎用されている MIGS 術式である．TMH の特徴を以下に述べる．

## 谷戸氏 ab interno トラベクロトミーマイクロフックの特徴

### 1．器具が再利用可能(リユーザブル)である

MIGS を行う際に器具がディスポーザブルとなっている術式は多い．シュレム管を切開する際に焼灼したり，切除したり，または器具を留置す

ることが多いためである．2022 年 4 月の診療報酬改定により，MIGS は「K-268-2 流出路再建術(眼内法)」として新たな保険点数が設けられ，実質的には減点となった．また，MIGS は白内障と併用で行われることが多いことは海外のガイドラインにも記載されているが，本邦での保険点数制度では，同時手術の場合，従たる手術の手術料は半減となるため，白内障単独手術と MIGS 併用白内障手術の点数差は縮小する．手術方法や器具によってはディスポ製品のコストを賄えなくなる．TMH で用いるフックは滅菌可能であり，再利用可能である．本邦の医療制度の観点から μLOT は，他の MIGS と比べて経済上有利であると考えられる．

### 2．小さい創口から施行可能

TMH は他の MIGS 用の機器と比べ，器具が小さいことも特徴の1つである．他の器具では切開創を拡大する必要があるが，TMH はサイドポートから挿入可能であるため，任意の作成部位から挿入可能となる．

### 3．耳側のシュレム管も切開可能

前述と同様の理由で，他の MIGS 用器具は，その大きさのため鼻側から挿入することが(鼻にあ

* Takuhei SHOJI，〒350-1123　川越市脇田本町 15-13　小江戸眼科内科 白内障・緑内障・糖尿病クリニック，院長

**表 1**. Phaco と μLOT の順序の違いと特徴

| | Phaco→μLOT | μLOT→Phaco |
|---|---|---|
| シュレム管の視認性 | ×Phaco の影響により視認性低下<br>×圧迫すると粘弾性物質漏出 | ○解像度高い<br>**○圧迫しても前房維持可能**<br>（サイドポートしか作成していない） |
| 閉塞隅角 | ○水晶体除去後のほうが隅角開大し，視認性が良い | ○Phaco 前に見えなければ，Phaco→μLOT にコンバート可能 |
| Phaco トラブル時 | **○μLOT 中止可能** | ×μLOT 施行後のため，前房出血を防ぐことができない |
| 術後合併症 | ×前房出血多い | **○前房出血少ない** |
| 眼圧下降効果 | ○同等 | ○同等 |

**表 2**. 手術習熟度と手術順序

| | 白内障手術 | μLOT | |
|---|---|---|---|
| 習熟度 | △ | △ | Phaco→μLOT を推奨！ |
| | ○ | △ | μLOT→Phaco を推奨！ |
| | ○ | ○ | どちらでも可能（術者の好み） |

たるため）難しい．必然的に耳側の切開創から挿入し，対側となる鼻側のシュレム管にアプローチすることとなる．TMH ではサイドポートから挿入可能であるため，鼻側からも耳側からもアプローチ可能である．鼻側からアプローチの際には鼻を避けるために曲がりのフックも用意されている．

## 術式の工夫
### ―白内障とシュレム管切開，どちらを先に行うか？―

μLOT も他の MIGS と同様に白内障と同時で行う機会も多い．白内障手術と同時で行う際に水晶体摘出（Phaco）と μLOT どちらを先に行うべきかは，術者の判断に委ねられている．Miura ら[3]は，Phaco を先に行ったほうが，術後にニボーを形成する前房出血の頻度は低下すると報告している．術式の違いによる特徴を表 1 に示す．

μLOT を先行して行う場合の有利な点は，シュレム管の視認性の良さと術後出血の少なさが挙げられる．μLOT の成功の秘訣は，確実にシュレム管を視認することである．Phaco 前のほうが前房内の透明性は高いこと，創口を拡大する前に施行することによって，眼球を多少圧迫しても前房が虚脱する（粘弾性物質が眼外に漏れる）ことがないことが有利な点である．

Phaco を先行して行う場合の有利な点は，Phaco 時にトラブルが生じた場合に μLOT を中止できることである．μLOT 後に後嚢破損すると前房出血が硝子体に回る危険性があり，術後の視力低下が遷延する．Phaco 中に後嚢破損が生じた際は μLOT の中止も検討する．また，一部の閉塞機序のある緑内障眼においても，水晶体摘出後のほうがシュレム管の視認性が改善する場合もある．

上記を踏まえ，どちらを先に施行すべきかについての私見を表 2 に示す．

白内障手術と μLOT どちらの術式にもまだ自信のない術者は Phaco を先行して行うことを推奨する．理由としては，白内障手術時にトラブルが発生した際に μLOT を中止または延期することができること，μLOT 施行後に Phaco を行う際には前房出血の影響で視認性が低下するからである．

白内障手術はすでに習熟しており，今後 μLOT を行うことを考えている術者には，先に μLOT を行うことを推奨する．μLOT は隅角鏡操作に多少の戸惑いを感じる術者が多い．先に μLOT を施行するほうが視認性の良い環境を作ることができる．

白内障手術，μLOT 両方の手術に習熟している術者は，術者の好みと患者状況に応じてどちらの順序を選択しても良い．現状どちらを先に行っても術後の眼圧に大きな差はないと考えられている．

**表 3.** μLOT の術後成績の特徴

- ・術後の眼圧値は術前眼圧値に関連する.
- ・術後も緑内障点眼薬を使用して管理することが多い.
- ・術後 2 年の生存曲線は 18 mmHg 以下が約 60%, 15 mmHg 以下が約 40% だった.
- ・白内障同時施行の有無と術後眼圧値には関連が低い.
- ・術中切開範囲と術後眼圧値には関連が低い.
- ・白内障同時手術の際に, 乱視がある症例ではトーリック眼内レンズを入れたほうが, 術後乱視度数は軽減される.
- ・術後の目標眼圧値が middle-teen となる早期緑内障, 高齢者の緑内障眼には良い適応である.
- ・術後の社会復帰までの期間は従来の濾過手術よりも有意に短い.
- ・抗凝固剤を内服しながら手術を行うと, 術後早期の前房出血は増加するが, 術後 3 か月以降の眼圧下降効果に内服の有無では有意差がない.
- ・従来の MIGS の代表術式であった Trabecutome と比較して, 眼圧下降効果において μLOT は非劣性であった.

**表 4.** 主な術後合併症

前房出血・硝子体出血
術後一過性眼圧上昇
フィブリン析出・虹彩炎
黄斑浮腫
虹彩後癒着
白内障進行・後発白内障進行
周辺虹彩前癒着(PAS)形成
遷延する低眼圧

## 術後成績

TMH の発表は 2016 年であったが, 近年 2〜3 年程度の緑内障における中期成績が明らかになりつつある. 既報から以下のことが判明してきている(表 3).

Tanito らの報告によると[4], 560 眼の μLOT の術後成績を後ろ向きに検討したことろ, 術前の平均眼圧値 20.2 mmHg に対して, 術後 3 年観察できた患者の平均眼圧値は 13.9 mmHg であった. ただし, 生存曲線で解析してみると術後 18 mmHg 以下を維持できていた症例は術後 1 年で 69.1%, 2 年で 58.0% であり, 眼圧 15 mmHg 以下を維持できていた症例は 1 年で 53.6%. 2 年で 40.1% であった. 本術式と点眼で 10 台前半の眼圧を維持し続ける症例は多くはないが, 18 mmHg 以下であれば半数以上の症例は 2 年間維持できることがわかる. この μLOT の術後成績は多施設共同研究においても, Trabecutome を用いた MIGS と比較しても非劣性であったことが示されている[5]. 目標眼圧値が 10 台半ばから後半となるような, 初期〜中期の緑内障眼が本術式の良い適応症例となる.

## 術後合併症

既報に基づいた[4]術後合併症として代表的なものは以下の通りである. MIGS は白内障手術と併施されることも多いため, 白内障手術に関連する合併症も含めて記載した(表 4).

### 1. 前房出血・硝子体出血

本術式において, 軽度のものも含めれば前房出血はほぼ必発であるが, 瞳孔領にかかるほどの出血を認めたり, 角膜血染症をきたした場合には, 視力改善にも時間を要するため追加処置を検討する. また, 出血が硝子体まで回った際には, 前房出血と比べて回復には期間を要するため, 状況に応じて硝子体手術も検討する.

### ＜対　策＞

#### 1) 前房出血

可能であれば仰臥位ではなく, ベッドアップした状態で安静にしていただく. カルバゾクロムスルホン酸ナトリウム水和物錠(アドナ®)を内服処方する等の保存的対応の他に, 前房洗浄や組織プラスミノゲン活性化因子(tPA)の前房内投与といった外科的処置も考慮する.

#### 2) 硝子体出血

出血が硝子体まで回ると, 出血量にもよるが, 自然経過でも 1〜数か月間の視力低下をきたすことが多い. 前房出血のような速やかな消退は期待しづらくなる. 僚眼情報, 患者の社会的背景等を考慮し, 速やかな視力回復を目指すなら, 早期の

硝子体手術を検討する．既報では1%程度（560眼中5眼）の症例に硝子体出血を認め，60%（5例中3眼）で追加の硝子体手術を施行したとの報告がある[4]．予防策として，①白内障手術時に破囊した際にはMIGSは中止する，②白内障同時手術時には縮瞳して（可能な限り前房/後房の隔壁を作っておく）終了する，③術後の散瞳検査は，前房出血量を確認してから行う等が挙げられる．

## 2．術後一過性眼圧上昇

一過性の眼圧上昇も頻度の高い合併症の1つである．多くは一時的なもので自然に低下するが，著しい眼圧上昇や末期緑内障症例では速やかに処置を行い，視機能低下を予防する．

### ＜対　策＞

多くは自然経過で改善する．極端な高眼圧時はβブロッカーやCAIの点眼または内服を処方する．著しい眼圧上昇（40 mmHg以上）の場合はCAIの点滴や前房穿刺等の処置を行う．また，粘弾性物質が残存したり，血餅による流出路の閉塞が疑われるときは前房洗浄を行う．上記処置等でも眼圧が下降しない場合は，追加で濾過手術等の別の緑内障手術も考慮する．既報では6%程度の症例（560眼中34眼）の症例が術後に30 mmHg以上の一過性の高眼圧を呈し，1%程度（560眼中5眼）の症例に追加の緑内障手術を要したとの報告もある[4]．

## 3．フィブリン析出・虹彩炎

手術直後に出現することもある．手技が安定してくれば頻度は高くないが，虹彩に過度に器具が接触したり，不適切な手技により生じることがある．多くは下記のような保存的処置により改善する．既報では0.5%程度（560眼中3眼）の症例で虹彩炎が，4%程度（560眼中24眼）の症例にフィブリンが析出したとの報告がある[4]．

### ＜対　策＞

フィブリン析出も虹彩炎も多くは一過性であり，経過とともに消失するが，虹彩後癒着等の合併症を引き起こすこともあるため，ステロイド点眼の増量，トロピカミド，フェニレフリン塩酸塩点眼（ミドリン® P）やアトロピン点眼の追加，ステロイドの一時的内服を処方する．

## 4．黄斑浮腫

術後の黄斑浮腫も合併症として報告されている．しかしOCTの普及とともに，黄斑浮腫の検出率も上昇し，白内障単独手術や濾過手術後でも一定の割合で黄斑浮腫が認められることが報告されており，MIGS後に特に黄斑浮腫発生率が高いわけではない．既報では4%程度（560眼中22眼）の症例に術後黄斑浮腫をきたしたとの報告もある[4]．

### ＜対　策＞

NSAIDsの点眼処方や自然経過により改善する．予防的に全例にNSAIDs点眼を処方しておくのも対策の1つとなる．

## 5．虹彩後癒着

術後炎症が強く，消炎加療が奏効しない場合には，虹彩後癒着が生じることがある．

### ＜対　策＞

軽度の場合は経過観察とする．明らかな瞳孔偏位や羞明，視力低下を自覚するほどの視機能低下が生じた際には癒着解離処置を行う．既報では2%程度（560眼中9眼）の症例に虹彩後癒着をきたしたとの報告もある[4]．

## 6．白内障進行・後発白内障進行

MIGSを単独で施行した際に，術後炎症や術後出血に起因したであろう白内障進行（有水晶体眼の場合）や後発白内障進行（眼内レンズ挿入眼の場合）を認めることがある．

### ＜対　策＞

視力低下や視機能低下をきたすほど進行した場合は水晶体再建術やYAGレーザー後囊切開術を施行する．

## 7．周辺虹彩前癒着（PAS）形成

MIGS術後の切開部位に術後PASが形成されることも知られている．

### ＜対　策＞

切開部すべてがPAS化するわけではなく，また，PAS部位と眼圧再上昇との明らかな相関も現

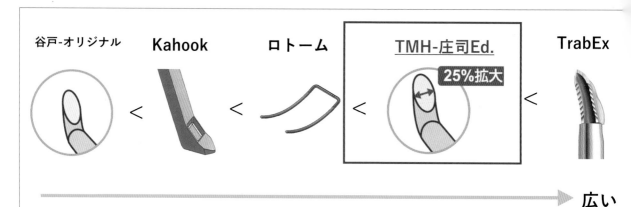

図 1. MIGS で使用される切開幅

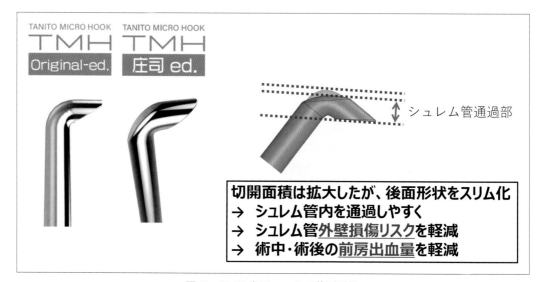

図 2. TMH 庄司フックの後面形状

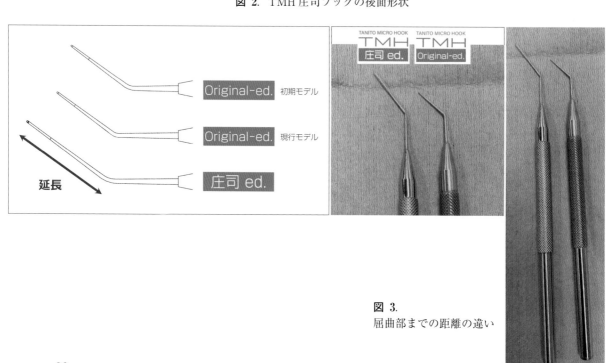

図 3.
屈曲部までの距離の違い

時点では不明とされている．一般的には経過観察として問題ない．

## 8．遷延する低眼圧

MIGS は流出路再建術の1種であり，流出路再建術単独では上強膜静脈圧と同程度以下に眼圧が下降することはない．低眼圧をきたす症例では房水産生低下も伴っていることが考えられる．原因はいくつか考えられるが，最も懸念すべきは手術操作時に毛様体損傷や毛様体解離が生じていることである．正しい手術操作であっても，稀に生じることが報告されている．

既報では0.7％程度（560眼中4眼）の症例に虹彩後癒着をきたしたとの報告もある[4]．

### ＜対　策＞

毛様体解離所見がないか画像診断機器や UBM を用いて確認する．多くは経過観察中に自然改善することが多い．広範な毛様体解離が認められた際には，追加での毛様体縫着術を検討する．

## 9．その他

その他に頻度は稀なものの，既報では網膜静脈分枝閉塞症，脈絡膜出血，前嚢収縮等が報告されている[4]．

## 庄司 edition の登場

緑内障専門家からも好評で，短期間で国内に普及した TMH オリジナルバージョンであるが，実際に使用すると，いくつかの改善点の指摘がされるようになってきた．

### 1．切開幅の改良

谷戸フックは術式通り「切開」を目的にしているが，単に切開のみでは術後に PAS が形成されることも報告されている．この点他の MIGS である Kahook dual blade® や TrabEx™ では，切開だけでなく，シュレム管の一部を「切除」するような考えで構造設計されている．これらの器具の術後眼圧下降効果については，専門家の間でも未だ結論は出ていない．しかし，術後の PAS 形成が術後の緩やかな眼圧上昇と関連がある可能性については海外からの報告がある．

上述の通り，谷戸フックは鼻側から挿入し耳側も切開できることが大きな特徴の1つである．耳側切開用（鼻側のサイドポートアプローチ）では，鼻が当たらないように曲がりのフックが開発されている．

しかしながら，実際に耳側のシュレム管を切開するためにはフックの先端を保持する必要があり，また角膜径の大きな症例については，シュレム管までフックが届かないという報告がされていた．

庄司フックでは，従来の眼外法として主流だった Trabeculotomy で使用されていた，永田のロトームと同等の切開幅を確保した（図1）．

### 2．フック形状のスリム化

µLOT の術中合併症で頻度の高いものにシュレム管外壁損傷が挙げられる．外壁を損傷すると大出血のリスクがあり注意が必要である．庄司フックでは屈曲部分の後面形状をスリム化し，なだらかな形状を保つことにより，器具がシュレム管を通過しやすい設計になっている（図2, 3）．広い切開幅を確保しつつ，外壁損傷リスクを軽減している．

### 3．屈曲部の延長

庄司フックにおいては屈曲部までの距離を従来の30～40％延長し，角膜径の大きな症例についても対応可能とした．庄司フックでは，耳側のシュレム管に届かないという不安はほとんど解消された．

## 文　献

1) Boland MV, Corcoran KJ, Lee AY：Changes in Performance of Glaucoma Surgeries 1994 through 2017 Based on Claims and Payment Data for United States Medicare Beneficiaries. Ophthalmol Glaucoma, **4**：463-471, 2021. doi：10.1016/j.ogla. 2021.01.004

2) Iwasaki K, Arimura S, Takamura Y, et al：Clinical practice preferences for glaucoma surgery in Japan：a survey of Japan Glaucoma Society specialists. Jpn J Ophthalmol, **64**：385-391, 2020.

doi：10.1007/s10384-020-00749-w

3）Miura Y, Fukuda K：Comparison of Different Procedures in a Combination of Ab Interno Microhook Trabeculotomy and Cataract Surgery. J Clin Med, **11**：738, 2022. doi：10.3390/jcm11030738

4）Tanito M, Sugihara K, Tsutsui A, et al：Midterm Results of Microhook ab Interno Trabeculotomy in Initial 560 Eyes with Glaucoma. J Clin Med, **10**：814, 2021. doi：10.3390/jcm10040814

5）Mori S, Tanito M, Shoji N：Noninferiority of Microhook to Trabectome：Trabectome versus Ab Interno Microhook Trabeculotomy Comparative Study（Tram Trac Study）. Ophthalmol Glaucoma, **5**：452-461, 2022. doi：10.1016/j.ogla.2021.11.005

MB OCULI. No. 118：39－44, 2023

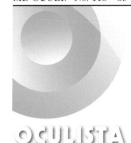

特集／低侵襲緑内障手術(MIGS)の基本と実践─術式選択と創意工夫─

# TrabEx＋®

岩﨑健太郎*

**Key Words：** 低侵襲緑内障手術(minimally invasive glaucoma surgery：MIGS), ab interno トラベクロトミー(ab interno trabeculotomy), 灌流付きの低侵襲緑内障手術(MIGS with Irrigation and Aspiration)

**Abstract：** TrabEx＋® は，2 枚刃により線維柱帯を帯状に切除することができ，切除に熱を用いないため周辺組織への障害も少ないとされる．また，白内障手術機器と接続することが可能で，灌流と吸引機能が使用でき，前房の安定性や鮮明な術野の確保等の多くのメリットがある．手術効果や合併症等は，未だ報告が少なく不透明な部分も多いが，類似した術式であるトラベクトームやカフークデュアルブレードの成績と遜色はないものと考えられる．本稿を通してTrabEx＋の特徴を理解していただきたい．

## はじめに

　低侵襲で合併症の少ない安全性の高い緑内障手術 MIGS(minimally invasive glaucoma surgery)が広く普及し定着した．そのなかで，角膜サイドポートから挿入したデバイスを用いて線維柱帯を切開・切除する ab interno トラベクロトミーが多数あり，臨床の場に広まっている．本邦における主な ab interno トラベクロトミーとして，トラベクトーム(現在は販売終了)，カフークデュアルブレード(KDB)，マイクロフックトラベクロトミー，360°スーチャートラベクロトミーがある．そして比較的新しいデバイスとして 2018 年に本邦で承認された灌流・吸引付きの TrabEx＋®(以下，TrabEx＋)がある．TrabEx＋ は，他の ab interno トラベクロトミーと同様に前房内アプローチにてシュレム管の房水流出抵抗を改善する手術となる．デバイスの構造からみて線維柱帯切除の方法は KDB と酷似した術式である．本稿で

は，TrabEx＋を用いることによる術式の特徴や手術成績等について解説する．

## 製品特徴

　図1に本体構造を示す．シャフトの長さは17.5 mm で，最も太いところで19 G(ゲージ)となっており，デバイス挿入のための角膜切開は1.8 mm が推奨されている．先端が最も細く，徐々に太くなっていく形状で線維柱帯へ刺入しやすくなっており，鋸歯状のデュアルブレードとなっていることで線維柱帯の完全切除が可能となっている(図2)．フットプレートはシュレム管に沿うようにカーブがデザインされ，シュレム管外壁への損傷のリスクを軽減し，スムーズな動きが可能となっている．ほかの MIGS にも線維柱帯を切除する術式としてはトラベクトームと KDB があるが，2 枚刃による切除という点においては KDB と類似した構造である．ただし，組織学的な検討にて，KDB のほうが TrabEx＋より線維柱帯の完全切除という点において優れていたという報告もある[1]．これは TrabEx＋の先端部には KDB にあるランプと呼ばれる斜面がなく，ランプにより線維柱帯を引

---

* Kentaro IWASAKI, 〒910-1193　福井県吉田郡永平寺町松岡下合月 23-3　福井大学医学部眼科学教室，助教

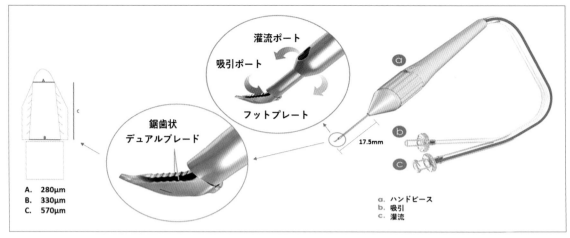

**図 1.** TrabEx＋本体の構造

（MST 社より提供を改変）

A. 280μm
B. 330μm
C. 570μm

鋸歯状
デュアルブレード

灌流ポート
吸引ポート
フットプレート

17.5mm

a. ハンドピース
b. 吸引
c. 灌流

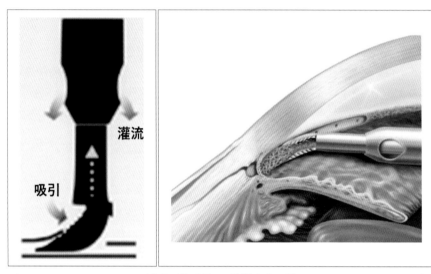

灌流

吸引

**図 2.** TrabEx＋手術イメージ　　　　　　　　　　a｜b
a：線維柱帯切除時の模式図
b：手術時の立体模式図

（MST 社より提供を改変）

き伸ばしながら切除ができない点が影響している
と示唆されている（図3）．また，トラベクトーム
が電気焼灼・切除することで熱による周辺組織へ
の障害が生じるのに対し[2]，TrabEx＋は2枚刃で
の切除であるため熱による組織障害が生じない[1]．

　そして，最も特徴的なのは灌流・吸引が接続で
きるということである．これまでの MIGS のなか
で，トラベクトームも灌流・吸引が可能なデバイ
スだが専用の本体がなければ不可能であった．そ
の点，TrabEx＋はあらゆる白内障手術機種に接
続することができて灌流・吸引が可能である．推

奨設定条件を図4に示すが，それを基準にして自
分なりの設定をみつけるのが良い．灌流しながら
隅角手術をすることで以下の利点がある（表1）．
まずは，安定して前房深度を保つことができ，術
中の前房虚脱による視認性悪化がないということ
である．粘弾性物質で前房を満たしている場合，
隅角鏡を持つ手に力が入り角膜を圧迫することで
粘弾性物質が切開創から徐々に抜けていき，前房
が虚脱していくことがある．虚脱することで，線
維柱帯の視認性悪化はもちろん，デバイスの虹彩
や角膜内皮への接触等の合併症が生じやすくなる

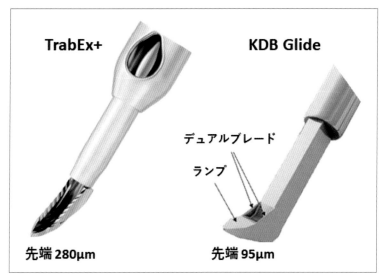

図 3. TrabEx＋と KDB の比較
（MST 社より提供，JFC セールスプラン HP より引用を改変）

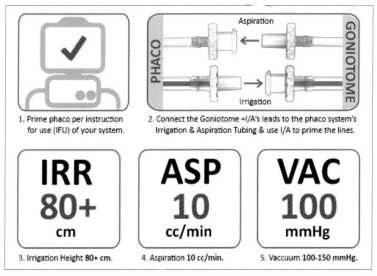

図 4. 白内障手術機器接続時の灌流・吸引設定条件
（MST 社より提供）

表 1. TrabEx＋の利点

・すべての白内障手術機器に接続可能
・灌流による前房の安定性がある
・術中の出血を適宜吸引でき，クリアな術野を保てる
・灌流による加圧で術中から一定の止血効果がある
・鋸歯状のデュアルブレードで線維柱帯の完全切除が可能
・粘弾性物質が不要

ため，より注意が必要となる．次に，切除によって生じた出血を洗い流しながら操作でき，クリアな術野を保つことができる．粘弾性物質の場合，一度出血が混ざってしまうと視認性が低下し，粘弾性物質の追加や洗浄等で対応しなければならないことがある．その点，灌流をしていれば出血を適宜洗浄や吸引することができる．最後に，術中灌流による加圧で一定の止血効果が期待できると

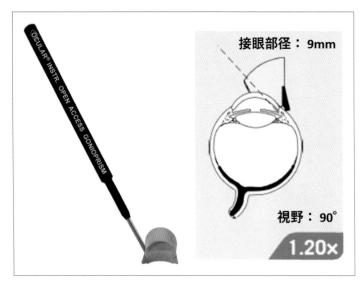

接眼部径：9mm

視野：90°

1.20×

OCULAR® INSTR. OPEN ACCESS GONIOPRISM

図 5. ヒルサージカルゴニオプリズム
（オキュラー社より提供を改変）

いうことである．隅角手術では前房出血を生じる
ことがあるが，術中から出血が生じた際は，手術
終了時に高眼圧にして止血効果を狙う場合があ
る．同様に，灌流を常にしている本術式では，出
血が生じた時点から灌流加圧により止血効果が期
待できる．以上のように，灌流下での隅角手術に
は多数の利点がある．

## 適 応

基本的には，他の ab interno トラベクロトミー
と同様であり，初期〜中期の原発開放隅角緑内
障，落屑緑内障やステロイド緑内障が適応とな
る．また，原発閉塞隅角緑内障で白内障手術と併
用して施行する場合もある．角膜混濁例では，混
濁が強いと隅角観察ができないため，混濁の程度
によっては適応とならない．トラベクロトミー
は，どの術式においても白内障同時手術の相性が
非常に良く，視力改善，眼圧下降，緑内障点眼薬
減少と多数のメリットがあり，患者の QOL 向上
が期待できる．そこで，筆者は，適応病型の緑内
障症例で白内障手術が必要となった場合には，病
期には関係なく併用手術を施行することとしてい
る．ただし，術後の一過性眼圧上昇により残存視
野消失の危険性がある進行した緑内障症例にはよ
り注意が必要であり，施行の際は患者にしっかり
と説明しておく必要がある．

## 術 式

麻酔は，通常は2%キシロカイン®の点眼麻酔の
みで手術を施行している．しかし，稀に点眼麻酔
のみでは十分に痛みを抑制できず，前房内操作中
に痛みが生じて眼球が動いてしまう場合がある．
その際は，前房麻酔やテノン嚢下麻酔を追加する
と良い．テノン嚢下麻酔は，上方結膜温存のため
にも必ず下方象限に行う．また，結膜浮腫や出血
が生じると視認性が悪化するため注意が必要であ
る．

まず耳側角膜切開を 1.8 mm（販売元推奨）で行
う．それ以上の創口で行うことも可能だが，創口
からのリークが多く前房不安定になる可能性があ
り，その場合はボトル高を上げる等して対応す
る．個人の印象では，1.8 mm ではデバイスの操
作が窮屈だが，2.0 mm だと操作性は良好であり，
創口からのリークも気にならず前房も安定したま
まであった．基本的には前房内への粘弾性物質の
注入は必要ない．顕微鏡を術者のほうに倒れるよ
うに傾け，患者の頭部を反対側に 30° 程度傾け，
隅角手術の位置をとる．隅角手術用のプリズムレ
ンズを角膜に軽く乗せ，隅角を観察する．筆者は，
ヒルサージカルゴニオプリズム（オキュラー社）を
使用している（図5）．線維柱帯を同定したら，白
内障手術と同様に灌流をオンにして TrabEx＋本

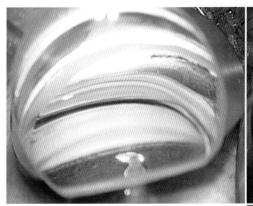

a | b
------
  | c

図 6.
TrabEx + の術中所見
　a：線維柱帯を確認し，デバイスを挿入
　b：線維柱帯を切除している．
　c：切れた線維柱帯が確認できる．

体を切開創から挿入する（図6-a）．デバイス先端を線維柱帯に刺入しスライドさせていくことで線維柱帯を切除していき，約90〜120°の切除を目標に行う（図6-b）．フットスイッチを踏めば吸引ができるので，出血が生じたら適宜吸引を行うことで視認性を保てる．ただし，推奨設定条件下（図4）では，切れてヒラヒラとなった線維柱帯を吸引できるほどの吸引力はない（図6-c）．切除が終わったら顕微鏡と患者頭部を正位に戻し，創口を閉鎖しリークがないことを確認して手術終了とする．出血が多い場合は眼圧を高めにして終了すると，術後の前房出血予防に良い．白内障手術併用の場合は，前述の線維柱帯切除を先に施行して，その後に同じ角膜切開創を白内障手術用に広げてから通常通り白内障手術を行うようにする．

## 手術成績

Gosling らは，TrabEx + について単独手術と白内障同時手術についての術後成績を後ろ向きに報告している[3]．開放隅角緑内障73眼に対して，単独手術（28眼）と白内障同時手術（45眼）を行った．

術後平均16か月で，全体で術前眼圧31.3±7.3 mmHg から術後20.9±10.4 mmHg に下降し（34%眼圧下降），緑内障点眼薬数も術前2.9±1.2剤から術後1.9±1.3剤に減少した．眼圧が21 mmHg 未満，眼圧下降率20%以上，追加緑内障手術をしていないことを成功の定義とすると，直近の受診日までの結果において73%の成功率であった．不成功となった症例のなかで，13眼（17.8%）に追加緑内障が必要となった．16眼（21.9%）に術後合併症が生じ，前房出血の頻度が最も高く（17%），重篤な合併症は生じなかった．また，TrabEx + 単独群と白内障同時手術群に分けた解析において，単独群では，術前眼圧32.9±6.1 mmHg から術後25.0±13.2 mmHg に下降し，緑内障点眼薬数も術前3.0±1.1剤から術後2.0±1.4剤に減少した．白内障同時手術群では，術前眼圧30.4±7.8 mmHg から術後18.3±7.1 mmHg に下降し，緑内障点眼薬数も術前2.8±1.2剤から術後1.8±1.3剤に減少した．この結果からは，白内障同時手術のほうが単独手術より効果が高いと考えられる．

このように，他の MIGS と同様に TrabEx＋も
眼圧下降と緑内障点眼数減少の効果が得られる術
式であることがわかる．類似した術式である
KDB の報告と比べると TrabEx＋の術後眼圧が高
い結果となっているが，これは本研究の術前眼圧
が高いことが影響していると考えられ，眼圧下降
率でみると遜色ない結果となっている[4]．Tra-
bEx＋に関する臨床成績報告はまだ本報告 1 つし
かないが，術式の特徴からは他の ab interno トラ
ベクロトミー（特に KDB）と同様の成績が得られ
ると考えられる．今後のさらなる報告が待たれる．

## おわりに

TrabEx＋は，あらゆる白内障手術機器にて灌
流・吸引が可能であるということで多数の利点が
ある ab interno トラベクロトミーの術式である．
特に，白内障手術併用で MIGS を施行する際に本
術式を選択すれば，白内障手術機器にそのまま接
続して手術が可能である．ただし，現状のデバイ
スでは先端がやや大きくて（図 3），シュレム管の
幅が小さい眼，特に日本人では，線維柱帯への刺
入が難しい印象がある．KDB も先端部の改良で
より使いやすくなった経緯があり，TrabEx＋も
今後の改良に期待したいところである．現在は，
ab interno トラベクロトミーにも多数の術式があ
るため，各術式の一長一短をしっかりと理解した
うえで，自身に合った術式を選択していただきた
い．

## 文 献

1) Ammar DA, Seibold LK, Kahook MY：Preclini-
cal Investigation of Goniotomy Using Four Dif-
ferent Techniques. Clin Ophthalmol, 14：3519-
3525, 2020. doi：10.2147/OPTH.S281811
Summary TrabEx＋, KDB Glide, 360°スー
チャートラベクロトミー, MVR blade, それぞれ
の術後組織について比較検討し報告されている.
2) Seibold LK, SooHoo JR, Ammar DA, et al：Pre-
clinical Investigation of Ab Interno Trabeculec-
tomy Using a Novel Dual-Blade Device. Am J
Ophthalmol, 155：524-529 e2, 2013. doi：10.1016/
j.ajo.2012.09.023
3) Gosling D, Wang H, Auger G：Early Results of
Irrigating Goniectomy With TrabEx＋：A Novel
Device for the Treatment of Open-angle Glau-
coma. J Glaucoma, 31：268-273, 2022. doi：
10.1097/IJG.0000000000001994
Summary TrabEx＋についての手術成績が世界
で初めて報告されている.
4) Iwasaki K, Kakimoto H, Orii Y, et al：Long-
Term Outcomes of a Kahook Dual Blade Proce-
dure Combined with Phacoemulsification in Jap-
anese Patients with Open-Angle Glaucoma. J
Clin Med, 11, 2022. doi：10.3390/JCM11051354

Monthly Book

# OCULISTA
オクリスタ

3月増大号
No.
96

# 眼科診療
# ガイドラインの
# 活用法

集企画　白根雅子 しらね眼科院長
2021年3月発行　B5判　156頁
定価5,500円(本体5,000円＋税)

活用法のほかにも,
**簡単な概要**や**制作時の背景**,
**現状の問題点**なども含めて
解説された眼科医必携の
増大号です!

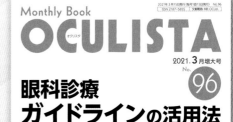

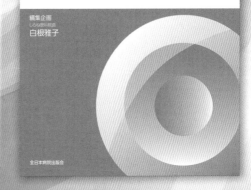

目次

- 緑内障診療ガイドラインについて
- ドライアイ診療ガイドラインについて
- 黄斑ジストロフィの診断ガイドラインについて
- 急性帯状潜在性網膜外層症 (AZOOR) の診断ガイドラインについて
- 斜視に対するボツリヌス療法に関するガイドラインについて
- ぶどう膜炎診療ガイドラインについて
- 屈折矯正手術のガイドラインについて
- オルソケラトロジーガイドラインについて
- 重症多形滲出性紅斑 スティーヴンス・ジョンソン症候群・
  中毒性表皮壊死症診療ガイドラインについて
- 網膜色素変性診療ガイドラインについて
- 黄斑疾患に対する硝子体内注射ガイドラインについて
- コンタクトレンズ診療ガイドラインについて
- 抗アクアポリン4抗体陽性視神経炎診療ガイドラインについて
- 水晶体嚢拡張リング使用ガイドラインについて
- 感染性角膜炎診療ガイドラインについて
- ベーチェット病眼病変診療ガイドラインについて
- 眼瞼けいれん診療ガイドラインについて
- アレルギー性結膜疾患診療ガイドラインについて
- 眼内長期滞留ガス(SF$_6$, C$_3$F$_8$)使用ガイドラインについて
- アデノウイルス結膜炎院内感染対策ガイドラインについて
- 眼科ライブ手術ガイドラインについて
- 加齢黄斑変性症に対する光線力学的療法のガイドラインについて
- ウイルス性結膜炎のガイドラインについて

全日本病院出版会　〒113-0033 東京都文京区本郷 3-16-4　Tel:03-5689-5989
www.zenniti.com　Fax:03-5689-8030

MB OCULI. No. 118：46−53, 2023

特集／低侵襲緑内障手術(MIGS)の基本と実践─術式選択と創意工夫─

# iStent® と iStent inject® W

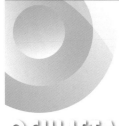

安岡恵子*

**Key Words：** iStent, iStent inject W, 低侵襲緑内障手術(minimally invasive glaucoma surgery), 水晶体再建術併用眼内ドレーン挿入術(phaco-iStent trabecular micro-bypass stent), iStent 合併症(complications of trabecular micro-bypass stent)

**Abstract：** MIGS(minimally invasive glaucoma surgery)のなかでも, 特に低侵襲とされる水晶体再建術併用眼内ドレーン挿入術に用いるデバイスが iStent®, iStent inject® W である. このデバイスは, 線維柱帯へインプラントして線維柱帯組織をバイパスすることで, 主の房水流出路からの房水流出を確保し眼圧を下降させる. 白内障手術の併施と事前の講習会受講等の使用用件基準があることが他の MIGS と異なる. 白内障手術者も選択可能な緑内障手術であり, 手術時間の短縮, 早い視力回復等の利点から, 近年手術件数が増加してきている. この手術について, 筆者が約 3 年前から現在までに行った約 180 症例の経験から得た知見を述べる.

## はじめに

iStent® トラベキュラーマイクロバイパスステントシステム(Glaukos 社：以下, iStent), iStent inject® W トラベキュラーマイクロバイパスステントシステム(Glaukos 社：以下, iStent inject W)は, minimally invasive glaucoma surgery(MIGS)のなかでも特に低侵襲とされる流出路再建術に用いられるデバイスである. ステントを線維柱帯にインプラントし線維柱帯組織をバイパスすることで房水をシュレム管へ流出させ眼圧を下降させる房水流出路再建術である. 2022 年現在, 「水晶体再建術併用ドレーン挿入術」として白内障手術と同時手術で保険収載されている. iStent と iStent inject W(以下, iStent 手術)は眼内レンズ(IOL)挿入で視力改善と同時に眼圧下降効果が期待できることから, 患者にも眼科医にとっても早期に選択できる緑内障手術法として症例数が増加してい

る. 本稿では iStent と iStent inject W について構造, 選択基準や適応の違い, 手術手技において筆者が行っているトラブルシューティングを含めた工夫等を紹介する. 緑内障手術を専門としない地方の眼科開業医が, 約 3 年間に施行した iStent 105 眼, iStent inject W 73 眼の経験に基づく私見であることをご了承いただきたい.

**iStent の歴史**：2004 年にヨーロッパで iStent-GTS が初めて承認された. 本邦では 2016 年 12 月に iStent が保険適応になり, 2020 年から第 2 世代と呼ばれるステントが 2 個挿入できる iStent inject W が認証を経て使用可能となった. これは海外ですでに流通していた iStent inject のステントのフランジ部分を視認性向上と埋没防止のために幅広く改良したものである.

**iStent 手術の位置づけ**：2020 年に「白内障手術併用眼内ドレーン使用要件等基準」の第 2 版[1]が作成された. 静的視野検査は従来通り必要だが, 緑内障視野障害の基準記載がなくなり, 初期, 中期の原発開放隅角緑内障または落屑緑内障と適応症例が

* Keiko YASUOKA, 〒780-0901　高知市上町 2-2-9
安岡眼科, 副院長

表 1.

| 特 徴 | iStent | iStent inject W |
|---|---|---|
| ステント | ハーフパイプ<br>保持アーチ<br>シュノーケル部 | ヘッド部4口<br>フランジ 360 $\mu$m＋中央流出口 |
| ステントインサーター | | |
| ステントサイズ | リリースボタン<br>1.0×0.33 mm<br>シュノーケル部分 0.25 mm<br>内腔 120 $\mu$m | 緑色：スリーブリトラクションボタン<br>黒色：デリバリーボタン<br>0.36×0.36 mm<br>ヘッド部側面口 50 $\mu$m＋中央流出口 80 $\mu$m |
| ステントデザイン | L字型のハーフパイプ<br>3つの保持アーチ<br>自己穿孔式尖りの先端 | 弾丸型　2個<br>埋没防止のワイドフランジ |
| 装填（プリセット） | 鑷子型インサーターで把持固定 | 23 G スリーブ状内のトロッカーに縦列に<br>内蔵されているインジェクター<br>4回まで使用可能 |
| インプラント手技 | スライド式挿入 | デリバリーボタンのショット式 |

広がった．また，同時手術でのみ使用可能なワンチャンスであることから，初期，中期の緑内障の症例が白内障手術をするときの＋αのオプションの位置づけと考えている．現在，当院では基本的に緑内障薬を1剤でも使用している患者が白内障手術を希望する際に，差額費用 15,890 点（水晶体再建術併用眼内ドレーン挿入術，2018 年より27,990 点－水晶体再建術 12,100 点）で白内障手術のみより眼圧が下がり，緑内障点眼薬を減らすことが期待できる選択肢として iStent 併用手術を紹介している．

**iStent 手術の適応基準**：「白内障手術併用眼内ドレーン使用要件等基準」の第2版[1]を遵守する必要がある．当院の iStent 手術の適応基準として，正常眼圧緑内障を含む眼圧 25 mmHg 未満の症例，眼圧が low teen でも多剤点眼（3剤以上）で視野が悪化する症例，点眼薬のアドヒアランスの悪い症例，高齢で認知症や通院困難となった症例，緑内障治療薬の医療経済的負担を感じている症例，充血や眼瞼炎を含む PAP（prostaglandin-associated periorbitopathy），DUES（上眼瞼溝深化）等の緑内障点眼薬の有害事象の起っている症例，視野進行に不安を感じている症例等がある．

不適応な緑内障病型は血管新生緑内障，ぶどう膜炎続発緑内障であり，無水晶体眼や破嚢症例，小児の緑内障症例への使用も適応外となっている．

**実施医基準**：ハンズオンや講習会，白内障手術 100 件以上かつ観血緑内障手術 10 件の経験等の条件がある．

## iStent と iStent inject W の構造特徴の比較

どちらも非磁気性のチタン合金製で，凝血による閉塞を防止するためにヘパリンコーティングがされている．金属製のステントだが MRI 耐久性は3 テスラ以下で，通常の臨床上は術後 MRI 撮影で影響は出ない．iStent と iStent inject W の規格比較を表1に示す．

iStent は先端の形状が尖っており線維柱帯への穿孔が容易で，脱落防止のための保持アーチと呼ばれる返しがついている等の特長がある．右用と左用があるが，右利きの筆者は，順手方向（反時計回り）にステントを挿入するため左用のみを使用している．インサーターは鑷子型で4つの爪でステントのシュノーケル部を把持し固定しており，インサーターのリリースボタンを押せば爪が開いてステントが離れる．

iStent inject W は，2個のステントを備えたフランジが初期型の直径230 μm から360 μm に改良されたデバイスである．iStent を複数個使用し良好な眼圧下降が得られたと報告[2)3)]されており，iStent inject W は2個のステントが挿入可能で，より高い眼圧下降効果が期待できるとされている．ステントは弾丸形状で中央に内腔80 μm の流入出口とヘッドに50 μm の側面流出口が4つある．インサーションチューブの中央はオープンウィンドウになっており，ウィンドウの後方にトロッカーに穿通したステントが2個縦列に充填しているのがみえる．2022年8月よりトロッカーの視認性を高めるためウィンドウが3つになり，金属チューブ前方がつながりを持つ構造（ブリッジ）に改良された（図2-b：赤〇）．それにより線維柱帯に刺したトロッカーが曲がりチューブから外へ出てしまうリスクがほぼなくなった（図2-b：青×①）．デリバリーボタンを押すとショット式にステントがリリースされる．2個目は2clock（約60°）以上の間隔を離して，より多くの集合管に房水が流れるように留置することが推奨されている．

### 共通の手技

#### 1．手術の順番

IOL 挿入後は前房が深くなり iStent 挿入がしやすいこと，ステント挿入時の逆流出血で前嚢切開の視認性が低下すること，破嚢すると iStent 手術が不可能となることを考慮し，通常は IOL 挿入後に iStent 手術を行っている．白内障手術時の角膜浮腫等で，隅角の視認性が低下するリスクが高い症例，前房形状がより安定した状態で iStent 手術をしたい症例，手術顕微鏡の角度変更を一度で済ませたい症例は，先に iStent を行っている．当院では耳側角膜切開の IOL 挿入術と同一創から iStent 手術を行っている．この角膜切開時に，ゆっくり前房水を抜き一旦低眼圧にしておけば，シュレム管が逆流血液でうっ滞し線維柱帯が充血するのでステント挿入の位置確認に大変役立つ．

#### 2．麻酔法

眼内法線維柱帯切開術（ab-interno trabeculotomy：TLO）の際に疼痛を訴える症例が多かったので，開始当初は TLO と同じくテノン嚢下麻酔を行っていたが，隅角鏡と角膜の間に結膜からの血液が侵入し視認性確保に難儀したため，キシロカイン® 0.2〜0.3 ml の前房内麻酔に変更した．以後，疼痛の訴えで手術が滞った経験はない．

#### 3．隅角の観察

隅角の視認性確保のために，苦痛の有無を確認しながら患者の頭を鼻側に35°以上，術者と反対方向（術眼の鼻側）へ回転させる（図1）．次に手術顕微鏡を約30°術者側に傾けると，鏡筒の位置が下がるので，術者の目の位置まで高さを上げる．本誌の報告[4)]を採用し，顕微鏡の緑内障用あおり位置30°を赤色でマーキング，水平位置を黒色でマーキングしている．これを術者側にも，同じ位置でマーキングをすることで外廻りのスタッフが角度を変更した際に，術者も目視で確認ができる（図1）．隅角鏡の角膜接触面に粘弾性物質を少量置いてから角膜にのせて，倍率を拡大しながら線維柱帯が良く見えるように視野に入れる．筆者は，拡大率や線維柱帯の観察がしやすいのでヒル式オープンアクセス型隅角鏡を使用している．隅角の良好な視認性が得られないと手術は成功しないので，視認が悪いときは隅角鏡の角度や置く位置を前後にずらす．隅角鏡を押し付けて角膜皺や前房が虚脱してないかの確認，顕微鏡のフォーカス調整等を行う．隅角所見は個々に特徴があるので，手術前検査は勿論，術直前にも再度散瞳後の隅角検査を行い，隅角所見を頭に入れて手術に臨むようにしている．隅角鏡の操作が手術成功のカギとなるので，普段から IOL 挿入後に隅角鏡を用いて隅角観察に慣れておきたい．

#### 4．手術手技

隅角鏡を通して鼻側の線維柱帯を視覚的に確認しステントの設置場所を決める．角膜切開創からインサーターを前房内に挿入し設置場所まで誘導する．正しくステントがシュレム管に入れば逆流

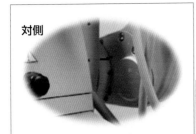
対側

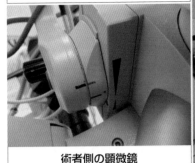
術者側の顕微鏡

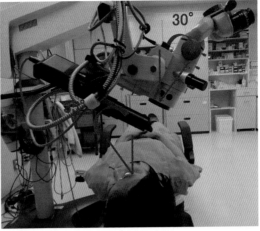
30°

a / b | c **図 1.** 顕微鏡のあおりと患者の頭位回旋角度,顕微鏡の位置確認マーク

患者の頭を鼻側に約 35° 以上回旋する.手術顕微鏡を約 30° 術者側に傾ける
(c:赤字).
顕微鏡を黒印の水平位置から,緑内障時の赤印の位置まであおる(b).対側
の同じ位置に赤と黒のマーキング(a).

出血が起こる.最後の I/A 操作で粘弾性物質(以下,OVD)と出血を除去し BSS に置換する.ステント設置時に出血で視認性不良であったり,I/A 中の眼内圧変動によるステント偏位等,不安がある場合には,モリゴニオトミーレンズを用いれば再び顕微鏡を傾けることなく隅角観察が可能である.術後の眼圧変動で再出血する可能性があるため,やや眼圧を高めにして手術を終了し,デキサメタゾンの結膜下注射をして手術を終了する.術当日は,出血消退を促すため 30° 程度のヘッドアップを指示している.

**5.手術後**

開始当初は入院を勧めていたが,日帰り手術で問題ないと思われる.術後診察は,翌日,2 日目,1 週間後,1 か月後,2 か月後,4 か月後,その後は半年に 1 度の緑内障の定期診療に戻している.感染リスクの観点から隅角鏡での iStent の観察は 1 週間目に行う.術後投薬は,当院での眼内レンズ挿入術と同様にセフェム系抗生剤の内服 3 日間,ニューキノロン系抗生剤点眼薬とベタメタゾン点眼薬を 4 回/日で 1〜2 週間とし,NSAIDs 点

眼薬のみを 3 回/日に減量し術後 1〜2 か月間継続している.緑内障点眼薬はすべて一旦中止し,眼圧が再上昇したときに 1 剤から再開する.

### iStent の手術手技と工夫

**1.挿入操作**(図 2-a,図 3-a)

インサーターは鑷子型で iStent を扱いやすく,前房内操作で再捕捉や再挿入が可能である.眼球運動の抑制が困難な症例や,一部虹彩前癒着がある等,2 個目のステント挿入場所の確保が難しい症例は iStent を選択している.iStent については,筆者が大変参考になった本誌のエキスパートの先生が書かれた文献[5]を必ず一読いただきたい.以下に私見を述べる.

ステント挿入は,視界外でリリースボタンを操作するので,事前に直視下でインサーター上部のボタンの位置や指への触覚を確かめておく.前房内に挿入の際には,角膜切開創の前房側をインサーターでやや押しつけ気味にして十分に切開創を開けてから,尖ったステント先端で角膜を傷つけないように意識して通過させる.操作しやすい

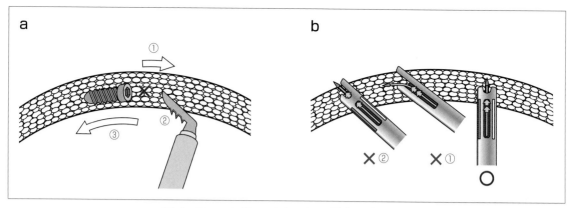

**図 2.** iStent と iStent inject W の挿入のポイント

a：iStent. 穿刺位置（赤×印）から，①約 0.5clock take back し，②ステントの先端を
約 30°の角度をつけ予定の線維柱帯部へ穿破. ③角度を戻しシュレム管のカーブに
沿って進め，パイプ部分を挿入する.

b：iStent inject W.
赤○：線維柱帯の中央にトロッカーを当て，両側チューブも線維柱帯の真上に置く.
青×①：トロッカーが歪んで刺さりチューブから外れている（従来型）.
青×②：チューブ先端が斜めに当たり線維柱帯からずれている.

対側の穿刺位置（図 2-a：赤×）を決め，約
0.5clock（15°）インサーターを take back して（図
2-a：①），尖ったステントの先端を約 30°の角度
に傾けて予定の線維柱帯部へ穿破し（図 2-a：②），
傾きを戻し保持アーチ 1 本くらいの長さで線維柱
帯の薄膜をすくうようにしてシュレム管に入れ
る. その後，シュレム管のカーブに沿って進め，
保持アーチの付いたパイプ部分を完全に挿入する
（図 2-a：③）. このときに角膜切開創を支点とし
てインサーターを進めると前房が安定し，隅角の
視認性を維持できて，金属製の保持アーチが線維
柱帯を透かして挿入されていくのが確認できる.
しかし抵抗があって進みにくいときは，無理に操
作を続行せず線維柱帯以外の場所に入ってない
か，外壁方向や上下方向へ先端が向かってないか
等をチェックする. POAG では管腔が狭小してい
て挿入がきついときもあるが，シュレム管の内腔
壁に当たって抵抗があるときとは感触に違いがあ
るので，慣れてくれば判別できる. シュレム管と
インサーターが垂直に向くように，眼球の回転を
元に戻してから iStent ハンドルのリリースボタン
を完全に押し切った後，ゆっくり 3 までカウント
する間をおき，シュノーケル部を把持している鑷
子型の爪が完全に開きステントから離れたことを

イメージしてインサーターを後退させる. 不完全
なリリースや斜めに後退すると，iStent の保持
アーチで線維柱帯が裂けて iStent がシュレム管か
ら外れる. シュノーケルからの出血でシュレム管
へ挿入されたことが確認できるが，インサーター
の先端でシュノーケルを軽くタップし，固定の確
認をするとさらに良い（図 3-a）. インサーターは
外筒が後退してシュノーケルを把持している 4 本
の爪が開く仕組みなので，メーカーにハンズオン
用のものを借りて，細隙灯顕微鏡でリリース時の
動作を何回も見ておくと良い. 筆者は術後早期に
より眼圧を下げたいときに，谷戸フックを用いて
60〜90°の範囲でミニマムな TLO を追加すること
がある[6].

### 2．トラブルシューティング

ステントが外れた際には，前房内操作でシュ
ノーケル部分をインサーターの先端で再捕捉し，
再度挿入することは比較的容易である. ただし，
斜めに掴んだりすると進入方向が悪くなり再挿入
できない. 逆流出血で紛れたり操作が不確実なと
きには，ステントの尖った先端で角膜切開創の内
部を傷つけないように一旦眼外へ出し，顕微鏡下
で正しい位置に装着してから再度設置することを
勧める.

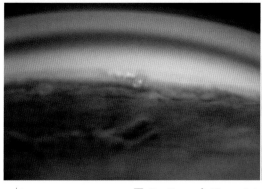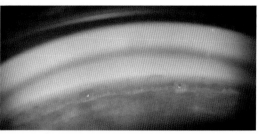

a | b

**図 3.** iStent と iStent inject W の挿入後の隅角所見

a：iStent. シュノーケル部が前房側に開口し，線維柱帯を通してステントの
金属パイプがシュレム管内に確認できる.

b：iStent inject W. 2clock 間隔で 2 個のステントが線維柱帯に留置され，
房水流出口は前房側に開口している.

## iStent inject W の手術手技と工夫

### 1. 挿入操作（図 2-b，図 3-b）

iStent inject W は視界外で 2 つのボタンを操作するので，挿入前に緑色のスリーブリトラクションボタンを数回手前に摺り上げて，動きを滑らかにしておく. 直視下で人差し指が黒いデリバリーボタンを押せることを確認して，インサーターの側面を親指と中指で強く挟むように持つ. iStent inject W は金属スリーブを被っており，角膜切開創からスムーズに前房内挿入が可能で，瞳孔を超えたら緑色のスリーブリトラクションボタンを擦り上げるようにして引き，トロッカー先端とウィンドウ付きのチューブを露出させる. 1 個目は，前房形状の安定と隅角の視認性が良いので，慣れないうちは確実に挿入できる角膜耳側切開から 180° 対側の線維柱帯への設置を勧める. トロッカーを設置予定の線維柱帯中央に垂直に当てるが，このときに金属チューブの両端も線維柱帯の真上に置くとシュレム管内へのステント設置がより確実になる（図 2-b）. 線維柱帯にハンコをつくように，少し凹む位の強さで押しつけて人差し指の腹でデリバリーボタンを真っ直ぐ完全に押す. インサーターをあまり強く押し込むとステントでシュレム管壁を損傷するので注意する. デリバリーボタンを押すとクリック音が鳴る. ボタンを押したままの状態からインサーターを後退させる

ことを推奨されているが，筆者はトロッカーで引っ掛けてステントが浮いて位置が浅くなった経験をした. 以後，デリバリーボタンを一度離して，チューブ内の 2 個目のステントを前進させてから垂直にインサーターを後退し移動している. ステントからトロッカーが抜けると，すぐに逆流出血が起こる. その量や流れる方向は予測ができないので，2 個目のステントは線維柱帯が良く見えて前房を安定させたままインサーターを垂直に当てられる位置を素早く判断し挿入する. 時間が経つと，出血が拡散し選択場所が少なくなる. 2 個目の設置予定箇所の視認性が悪い場合，2clock 幅（60°）の間隔に固執せずに確実に挿入できる場所に設置する. 出血を掃おうとして多量の OVD を隅角部に注入すると隅角離断を起こすことがあるので，後述する 22 G サーフロー針の外筒[7]で一旦出血を吸引し，OVD と置換し視認性を確保するのも一法である. OVD を注入する際に細かい気泡が入ると，ステント中央の流出口との区別が非常に困難になるので注意する. ステントの固定が浅くて浮いているときは，ヒーロン針で軽く押し込める. 2 個のステントを挿入したらインジェクターを後退させて眼外へ出す. デリバリーボタンは合計 4 回まで操作可能である.

### 2. トラブルシューティング

金属チューブの先端が線維柱帯から上下にずれたり，斜めになった状態（図 2-b：青×②）で，デ

リバリーボタンを押すと，ステントが誤方向へ発射され線維柱帯から脱落する．筆者は脱落したステントを硝子体鑷子や両手法でフック等を用いて捕捉と再装着を試みたが，非常に困難で眼内迷入の危険を経験した．以後，筆者は22Gサーフロー外筒で吸引する方法[7]で眼外へ取り出し，顕微鏡下で再装着してからインサーターを前房内に入れて再度ステントを線維柱帯に留置している．このとき，トロッカーを傷めないように必ずリトラクションボタンを押し戻してスリーブを被せてから，角膜切開創を通過させて前房に入る．また前房内灌流中にI/Aチップの吸引孔に脱落したステントが偶然入ったため，嵌頓させたまま眼外へ出そうとしたが，角膜層を通過させる前に灌流モードにした瞬間，ステントが吸引孔から飛び出して眼内で見失う危険を経験した．このような場合は，前房を虚脱させないように注意しながらI/Aモードのままチップを眼外へ出すことが肝要である．

## 術後合併症

前房出血はTLOより少なく，前房洗浄を要する症例の経験はない．時に術後眼圧の一過性上昇が起こるが，低分子OVD使用時に多くみられるので，出血よりOVDの流出口閉塞が原因であると考えている．iStentの一部がシュレム管外に出たり，シュノーケルの向き等の位置異常を認めることがあるが，重大な有害事象を起こすことはなかったと報告[5]されている．ステント偏位等で流出口へ虹彩が嵌頓した際には，YAGレーザー（0.7〜1.5 mJ）で閉塞を解除する．また虹彩隆起があり閉塞を起こすリスクが高ければ，レーザー隅角形成術をすることがある．以上，他の報告[2)8)~11)]と同様に筆者も著しい角膜内皮細胞減少，低眼圧黄斑症や脈絡膜剝離，重篤な感染症等は経験していない．

## 手術成績

Nittaら[8)]はiStentで術前の治療薬1.96剤で眼圧16.5 mmHgが術後24か月に0.37剤で13.6 mmHgと，眼圧が17.6%下降したと報告している．興味深いことに，日本人に多い正常眼圧緑内障においても，術前2.38剤で14.4 mmHgから術後0.31剤で12.8 mmHgに眼圧が下降し良好な手術成績が報告されている．MIGSで他の流出路再建術のμLOTと比較した手術成績[9)]は，術後1年のiStent下降眼圧（眼圧下降率）は2.7 mmHg（15.6%）で，μLOTの6.2 mmHg（29.5%）より劣っていたが，術前眼圧がμLOT群のほうが高かったことを考慮すれば比較判定は難しいとしている．Lindstromら[10)]は，iStent injectにより術前眼圧が24.4 mmHgから術後4年目において眼圧13.2 mmHgに下降し，82%の症例が薬剤フリーで眼圧15 mmHg以下のコントロールが得られ，95%の症例において20%以上眼圧が下降したと報告している．自験での手術成績もほぼ同等であった．iStentとiStent injectの術後成績の比較について，Manning[11)]はiStentとiStent injectの比較（iStent vs iStent inject）において，iStent injectのほうが有意な眼圧下降（4.2 mmHg vs 6.0 mmHg，P＝0.034）と薬剤フリー率（76.1% vs 92.9%）であったと報告している．2個のステントが完璧に挿入できればiStent inject Wのほうが手術効果は優るが，その弾丸型形状や極小サイズにより2個を設置することは容易ではないし，出血や紛失等で1個で断念する可能性もある．バイパスステントとしてともに，その安全性，眼圧下降効果の検証[2)8)12)]がされており，症例に応じて設置が確実にできるほうを選択すれば良いと考える．筆者は術後iStent，iStent inject Wともに一旦薬剤フリーとなったが，眼圧が再上昇し1剤を12眼（6.7%），2剤を5眼（2.8%）に再開した．また，薬物治療に加えてSLT（選択的レーザー線維柱帯形成術）を追加した4眼（2.2%）のうち，眼圧コントロールが悪化したため1症例に濾過手術，1症例にチューブシャント術を追加した．バイパスステント手術の眼圧下降効果の限界も実感している．しかしながら，水晶体再建術との併用手術

であることから視機能向上が得られ，患者に喜ん
で貰えることが多く，他の緑内障手術と比べて満
足度の高い印象を持っている．iStent, iStent
inject W はリスクとベネフィットのバランスが良
好で有益な緑内障手術であると思われる．

### 最後に

今回執筆のご依頼をいただいたときに「何故，
私のような無名な眼科医に？」と開いた口が塞が
らなかった．しかし，iStent 手術は白内障手術者
が最も導入しやすい緑内障手術であり，これから
手術の導入を検討されている先生方のお役に立て
ればと考え，過分な役をお引き受けした．当院で
の自験に基づき，より実践的な内容を心がけて記
述させていただいた．かなり偏っておりカジュア
ルな表現があると思うが，何卒お許しいただきた
い．

### 文　献

1）白内障手術併用眼内ドレーン会議：白内障手術併
用眼内ドレーン使用要件等基準（第2版）．日眼会
誌，**124**：441-443，2020.
Summary　基準を遵守するために，手術導入前
に必読．
2）Shiba D, Hosoda S, Yaguchi S, et al：Safety and
Efficacy of Two Trabecular Micro-Bypass
Stents as the Sole Procedure in Japanese
Patients with Medically Uncontrolled Primary
Open-Angle Glaucoma：A Pilot Case Series. J
Ophthalmol, 9605461, 2017.
3）Malvankar-Mehta MS, Iordanous Y, Chen YN, et
al：iStent with Phacoemulsification versus-
Phacoemulsification Alone for Patients with
Glaucoma and Cataract：A Meta-Analysis. PLoS

One, **10**：e0131770, 2015.
4）石井　清：MIGS と白内障手術の現状．MB
OCULI，**80**：34-39，2019.
5）新田耕治：iStent 手術のコツとトラブルシュー
ティング．MB OCULI，**94**：9-18，2021.
Summary　わかりやすく丁寧で，iStent 上達への
エッセンスが満載．
6）安岡恵子，多田憲太郎，安岡一夫：iStent＋μ
LOT 併用術．眼科手術，**34**：629-632，2021.
7）安岡恵子，多田憲太郎，安岡一夫：iStent inject®
W リカバリー器具の試用．あたらしい眼科，**39**：
818-822，2022.
Summary　iStent inject が脱落したときの回収
と再装着方法を記載．
8）Nitta K, Yamada Y, Morokado S, et al：iStent
Trabecular Micro-Bipass Stent Implantation
with Cataract Surgery in a Japanese Glaucoma
Population. Clinical Ophthalmology, **14**：3381-
3391, 2020.
9）Takayanagi Y, Ichioka S, Ishida A, et al：Fellow-
Eye Comparison between Phaco-Microhook
Ab-Interno Trabeculotomy and Phaco-iStent
Trabecular Micro-Bypass Stent. J Clin Med,
**10**：2129, 2021.
10）Lindstrom R, Sarkisian SR, Lewis R：Four-Year
Outcomes of Two Second-Generation Trabecu-
lar Micro-Bypass Stents in Patients with Open-
Angle Glaucoma on One Medication. Clin Oph-
thalmol, **14**：71-80, 2020.
11）Manning D：Real-world Case Series of iStent or
iStent inject Trabecular Micro-Bypass Stents
Combined with Cataract Surgery. Ophthalmol
Ther, **8**：549-561, 2019.
12）Popovic M, Campos-Moller X, Saheb H, et al：
Efficacy and Adverse Event Profile of the iStent
and iStent Inject Trabecular Micro-bypass for
Open-angle Glaucoma：A Meta-analysis. J Curr
Glaucoma Pract, **12**：67-84, 2018.

Monthly Book

Ｍｏｎｔｈｌｙ　Ｂｏｏｋ

# OCULISTA

オクリスタ

2020. **3**月増大号

No.

# 84

# 眼科鑑別診断の勘どころ

眼科における**鑑別診断にクローズアップした増大号！**
日常診療で遭遇することの多い疾患・症状を中心に、**判断に迷ったときの**
鑑別の“勘どころ”をエキスパートが徹底解説！

**編集企画**

**柳　靖雄** 旭川医科大学教授

2020年3月発行　Ｂ５判　182頁　定価5,500円（本体5,000円＋税）

## 目次

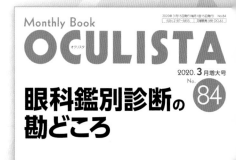

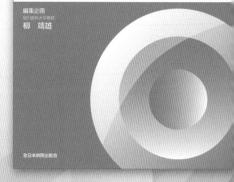

**全日本病院出版会**
www.zenniti.com

〒113-0033 東京都文京区本郷 3-16-4　Tel：03-5689-5989
Fax：03-5689-8030

MB OCULI. No. 118：55−59, 2023

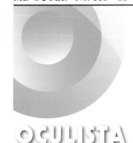

# Preserflo Microshunt®

杉本宏一郎*

**Key Words：** プリザーフロマイクロシャント(Preserflo Microshunt)，緑内障治療用インプラント挿入術プレートのないもの，低侵襲緑内障手術(minimally invasive glaucoma surgery)，緑内障(glaucoma)

**Abstract：** Preserflo Microshunt®(参天製薬，以下，マイクロシャント)は MIGS のなかの濾過手術として位置付けられる新しい手術デバイスである．マイクロシャントは SIBS と呼ばれる生体適合性が高い樹脂で作られている．結膜とテノン囊切開後に強膜弁の作成や虹彩切開等の眼内操作を行わずに強膜越しに眼内に直接挿入するため侵襲が低く，手術時間の短縮も期待できる．目標眼圧としては 12〜15 mmHg ほどであり，線維柱帯切除術よりも若干高めである．術後の管理が線維柱帯切除術と比べて少ないこと，低眼圧等の合併症も少ないため安全性が高く，また術後の回復も早い．術後の眼圧上昇に対しては主に needling や点眼追加で対応する．ただ，まだ発売されてから日が浅く，今後は日本人での多数症例の長期経過についての検証が期待される．

## はじめに

　緑内障治療における眼圧下降は，薬物による眼圧下降が第一選択とされているが，十分な眼圧下降が得られない場合はレーザー治療，観血的治療が検討される．近年，さまざまな緑内障治療デバイスやレーザー治療法，観血的手術法が開発され治療の選択肢が広がってきている．早期の緑内障に対しては侵襲が少なく安全性の高いレーザー線維柱帯形成術，もしくは低侵襲緑内障手術(minimally invasive glaucoma surgery：MIGS)が施行され，より強力な眼圧下降が必要な症例には Express インプラント挿入術や従来の線維柱体切除術，また難治性緑内障に対してはプレートありの緑内障インプラント挿入術等が行われている．Preserflo Microshunt®(参天製薬，以下，マイクロシャント)は MIGS のなかの濾過手術として位置

付けられる新しい手術デバイスである．マイクロシャントは SIBS と呼ばれる生体適合性が高い樹脂で作られている．結膜とテノン囊切開後に強膜弁の作成や虹彩切開等の眼内操作を行わずに強膜越しに眼内に直接挿入するため侵襲が低く，手術時間の短縮も期待できる．術後の管理が濾過手術と比べて少ないこと，低眼圧等の合併症も少ないため安全性が高く，また術後の回復も早く，今後が期待される術式である．

## Preserflo Microshunt®

　マイクロシャントは手術時のリスクである低眼圧，デバイスの脱落，閉塞等にならないように設計されたデザインとなっている．マイクロシャントは Poly(Styrene-block-IsoButylene-block-Styrene：SIBS)と呼ばれる樹脂でできている．SIBS は冠動脈ステント等にも使用されており生体適合性が高いとされている[1]．全長は 8.5 mm，外径 350 μm，内径 70 μm となっており，前房に

* Koichiro SUGIMOTO，〒113-8655　東京都文京区本郷 7-3-1　東京大学医学部眼科学教室，助教

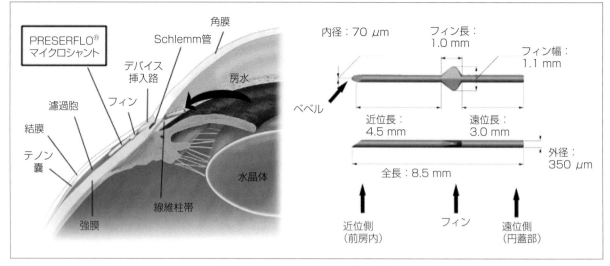

**図 1.** Preserflo Microshunt® の形状

挿入する側から 4.5 mm の部位に幅 1.1 mm の
フィンがついており[2]，強膜に固定されるととも
にチューブ周囲からのリークを防ぐ構造になって
いる（図 1）．また先端は斜めにカットされ，角膜
側に向けることにより角膜を通して先端が確認で
きる．術後の創傷治癒における炎症が少ないこと
と，術中の侵襲も少ないことから，長期にわたる
濾過胞維持が期待される．

## 適　応

マイクロシャントは薬物治療やレーザー治療等
の治療法によっても十分な眼圧下降効果が得られ
ない緑内障患者の眼圧下降に用いる．使用の禁
忌・禁止症例としては，閉塞隅角緑内障，使用部
位に結膜瘢痕，結膜切開手術歴，その他の結膜病
変（結膜菲薄化，翼状片等），活動性虹彩血管新生，
眼部の活動性炎症（例：眼瞼炎，結膜炎，強膜炎，
角膜炎，ぶどう膜炎），前房内硝子体脱出，前房眼
内レンズ，シリコーンオイル注入眼等が挙げられ
ている．米国/欧州実施臨床試験に基づき目標と
される眼圧はおおよそ 12～15 mmHg と考えられ
る[3]．

## 基本手技

通常通りの消毒，洗浄，術野確保の後，線維柱
帯切除術と同様に麻酔をする．また，必要に応じ
て眼球に制御糸をかける．輪部を6～8 mmの幅で
結膜切開し続いてテノン嚢を剥離，必要に応じて
止血を行う．マイトマイシンCを塗布し十分な洗
浄を行う．輪部より 3 mm の位置から付属のナイ
フで強膜を介して前房に続くトンネルを作成す
る．マイクロシャントを同部位から眼内にベベル
アップで挿入する．フィン部分が強膜ポケットに
入るまで押し込み前房内に先端があることを確
認，また先端が角膜および虹彩に触れてないこと
を確認する．挿入後に房水流出が得られているか
を確認する．房水流出が確認できたら，結膜とテ
ノン嚢を輪部付近まで引き出してリークがないよ
うに縫合する．このときにマイクロシャントが結
膜とテノン嚢に絡まないように注意する（図 2）．

## 術後管理

強膜弁を作成しないため，術後管理を特に必要
とせず，医師患者ともに負担が少ない．線維柱帯
切除術と同様に術後点眼として，消炎のための副
腎皮質ステロイドと抗菌点眼を併用する．術後の
合併症としては，低眼圧（過剰濾過，マイクロシャ
ントの露出，濾過胞からの房水漏出），眼圧上昇
（出血塊やフィブリン等によるマイクロシャント
の閉塞，マイクロシャントの虹彩への嵌頓，テノ
ン嚢によるマイクロシャント閉塞，濾過胞の瘢痕
化）等が挙げられる．術後の眼圧上昇に対して

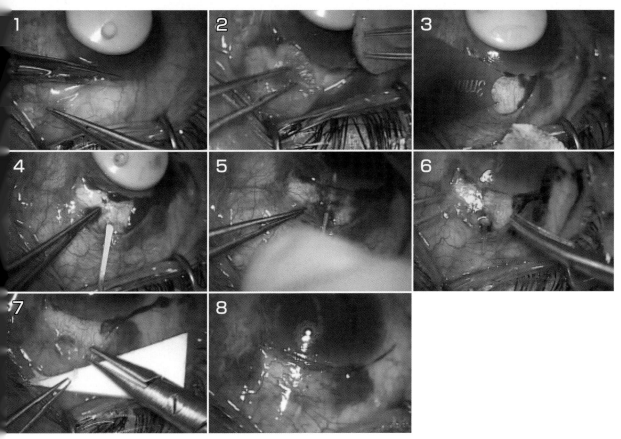

**図 2.** 基本手技

1：結膜切開，2：マイトマイシンC塗布，3：輪部より 3 mm にマーキング，4：ナイフでトンネル作成，
5：前房へ刺入，6：マイクロシャント挿入，7：房水漏出を確認，8：結膜縫合

（文献 2 より）

**表 1.** Preserflo Microshunt® の成績の報告

| Study | Baseline(mmHg) | Month 12(mmHg) | 眼圧下降率 | 術前点眼スコア | 術後点眼スコア |
|---|---|---|---|---|---|
| Batlle et al. 2016 | 23.8±5.3 | 10.7±2.8 | −55.0 | 2.4±0.9 | 0.3±0.8 |
| Scheres et al. 2021 | 20.1±5.0 | 12.1±3.5 | −40.0 | 2.3±1.5 | 0.6±1.0 |
| Beckers et al. 2022 | 21.9±3.7 | 13.5±3.1 | NP | 2.0±1.3 | 0.1±0.4 |
| Schlenker et al. 2020 | 20.0(16.5−26.0) | 12.0(10.0−15.0) | NP | 4.0(3.0−4.0) | 0.0(0.0−0.0) |
| Baker et al. 2021 | 21.1±4.9 | 14.3±4.3 | −29.1 | 3.1±1.0 | 0.6±1.1 |
| Current study | 25.1±6.5 | 14.1±3.4 | −59.7 | 3.0±1.0 | 0.8±1.0 |

（文献 4 から改変）

ニードリングを行うことがあるが，線維柱帯切除術と比べて濾過胞の形状が異なるので慣れが必要である．マイクロシャントの遠位部付近のテノン嚢を払うようにニードリングを行うと良いとされているが，マイクロシャントの損傷には注意が必要である．

## Preserflo Microshunt® の海外の報告

認可が早かった EU を中心に海外からさまざまな報告がある．Fea らは今までの報告の review を行っている（表 1）．いずれの報告もベースライン眼圧が 20 mmHg 前後の緑内障に対しマイクロシャント手術を行ったところ，12 か月後では 10 台前半の眼圧となっており，点眼スコアも 1 以下

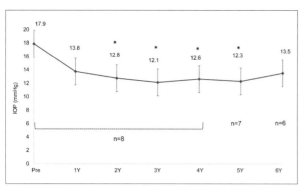

**図 3.** Preserflo Microshunt® 後の眼圧変化
（文献 10 より）

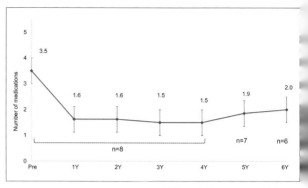

**図 4.** Preserflo Microshunt® 後の点眼スコアの変化
（文献 10 より）

**表 2.** 主な術前および術後のパラメータの比較

|  | 術前<br>mean±SD | 最終受診時<br>mean±SD | P value* |
|---|---|---|---|
| 眼圧 (mmHg) | 17.9±3.5 | 12.4±2.7 | 0.024 |
| 点眼スコア | 3.5±0.5 | 1.8±1.3 | 0.006 |
| 視力 (logMAR) | 0.09±0.28 | 0.12±0.08 | NS |
| 角膜内皮細胞数 (cells/mm²) | 2595.0±291.7 | 2478.4±254.8 | 0.012 |
| MD 値 (dB) | −17.4±8.7 | −17.9±8.9 | NS |
| MD slope (dB/year) | −1.6±1.2 | −0.3±0.2 | 0.023 |

（文献 10 より）

**表 3.** 術後合併症，追加処置

|  | 合併症と追加処置 | n |
|---|---|---|
| **早期** | 低眼圧＜5 mmHg | 0 |
| 房水漏出 |  | 0 |
| 前房消失 |  | 0 |
| 硝子体出血 |  | 0 |
| 虹彩嵌頓 |  | 0 |
| 前房出血 |  | 1 |
| 脈絡膜剥離 |  | 0 |
| 脈絡膜下出血 |  | 0 |
| **後期** | ニードリング | 12 |
| マクロシャント露出 |  | 0 |
| 低眼圧 |  | 0 |
| 網膜剥離 |  | 0 |
| 角膜不全 |  | 0 |
| 濾過胞感染 |  | 0 |

（文献 10 より）

となっている[4]．ただ，これらの海外報告と同様の結果が日本人で得られるとは限らず，今後の報告が期待される．

Preserflo Microshunt® と線維柱帯切除術を比較した報告では，マイクロシャントが術前 23.5±8.4 mmHg, 12 か月後が 12.9±3.4 mmHg であり，線維柱帯切除術が術前 22.03±5.2 mmHg,

12 か月後が 11.4±4.5 mmHg で有意に差があった[5]．一方で，差がなかったという報告もある[6]．

チューブシャント手術による角膜内皮細胞減少として，Ibarz-Barberá らは角膜内皮細胞密度は術後 1 年間で−7.4％の減少と報告している[7]．また興味深いのが，前房チューブと角膜までの距離を前眼部 OCT で計測し，角膜までの距離が近いほど角膜内皮の減少が大きかったと報告している．実際の臨床でも，まずは術中にマイクロシャントの挿入部位を確認するとともに定期的な角膜内皮細胞密度の測定が必要と考えられる．また，それに関連してマイクロシャントを後房に入れた報告もある[8]．術後 6 か月の時点では経過良好のようであるが，この術式に関しては今後の動向を注視する必要があると思われる．マイクロシャントの露出の報告もある[9]．報告によると術後 7 日後と 3 か月後に露出があったとあるが，それぞれの症例ともに既存の眼瞼炎とテノン嚢の欠如があったとされている．術前に眼表面の状態を良くするとともに，術中はなるべく状態の良い結膜の部位に手術を行うこと，またテノン嚢を可能な限

りデバイスに被せることが重要と思われる.

## Preserflo Microshunt® の本邦の報告

日本人の原発開放隅角緑内障患者に対しマイクロシャントを行った長期経過の報告では,症例は8眼,平均観察期間68.9か月(48〜76か月),術前平均眼圧17.9±3.5 mmHg,術前点眼スコア3.5±0.5であったが,最終診察時で平均眼圧12.4±2.7 mmHg,点眼スコア1.8±1.3となっている[10](図3, 4, 表2, 3).視力は術前と術後で変化はない.内皮細胞数は2,595.0±291.7から2,478.4±254.8と有意に減少している.MD値は変化がなく,MD slopeは有意に改善を認めている.術後の合併症は術後早期の前房出血のみであった.ニードリングは5眼に行われており,症例ごとに1〜4回であり,計12回施行されている.報告の通り,日本人の開放隅角緑内障患者に対しても合併症が少なく,安全に眼圧下降が得られる術式であると思われる.

## おわりに

Preserflo Microshunt® は発売されてから日が浅く報告は限られている.報告されているなかでは,術中術後の合併症が少なく,手術時間も短く,術後管理の負担も軽減されるが,眼圧下降に関しては既存の線維柱帯切除術には及ばないといえる.ただ,線維柱帯切除術に比べて,術後管理が少なく,低侵襲であることから,入院期間や通院回数が少なくなること等,患者のQOLへの寄与が大きいと思われる.緑内障の術式は年々増えていっているが,それぞれ一長一短であり,症例に応じた治療方針の決定が重要と思われる.Preserflo Microshunt® は以上の通り,非常に期待できる術式であり,今後は日本人での多数症例の長期経過についての検証が期待される.

## 文　献

1) Pinchuk L, Wilson GJ, Barry JJ, et al：Medical applications of poly(styrene-block-isobutylene-block-styrene)("SIBS"). Biomaterials, **29**：448-460, 2008.

2) 本庄　恵,坂田　礼,藤代貴志ほか：PRESER-FLO® マイクロシャントを用いた日本人原発開放隅角緑内障に対する低侵襲緑内障濾過手術の1年経過.日眼会誌, **124**：705-712, 2020.
   *Summary* Preserflo Microshunt® に関してわかりやすく読みやすい必見の文献である.

3) Baker ND, Barnebey HS, Moster MR, et al：Ab-Externo MicroShunt versus Trabeculectomy in Primary Open-Angle Glaucoma：One-Year Results from a 2-Year Randomized, Multicenter Study. Ophthalmology, **128**：1710-1721, 2021.

4) Fea AM, Laffi GL, Martini E, et al：Effectiveness of MicroShunt in Patients with Primary Open-Angle and Pseudoexfoliative Glaucoma：A Retrospective European Multicenter Study. Ophthalmol Glaucoma, **5**：210-216, 2022.

5) Fili S, Kontopoulou K, Vastardis I, et al：PreserFlo™ MicroShunt Versus Trabeculectomy in Patients With Moderate to Advanced Open-Angle Glaucoma：12-Month Follow-Up of a Single-Center Prospective Study. Cureus, **14**：e28288, 2022.

6) Pillunat KR, Herber R, Haase MA, et al：PRESERFLO™ MicroShunt versus trabeculectomy：first results on efficacy and safety：Acta Ophthalmol, **100**：e779-e790, 2022.

7) Ibarz-Barberá M, Morales-Fernández L, Corroto-Cuadrado A, et al：Corneal Endothelial Cell Loss After PRESERFLO™ MicroShunt Implantation in the Anterior Chamber：Anterior Segment OCT Tube Location as a Risk Factor. Ophthalmol Ther, **11**：293-310, 2022.

8) Martinez-de-la-Casa JM, Saenz-Frances F, Morales Fernandez L, et al：Posterior chamber implantation of a Preserflo Microshunt in a patient with a compromised endothelium. Arch Soc Esp Oftalmol, **97**：161-164, 2022.

9) Bunod R, Robin M, Buffault J, et al：PreserFlo MicroShunt® exposure：a case series. BMC Ophthalmol, **21**：273, 2021.

10) Ahmed T, Honjo M, Sakata R, et al：Long-term results of the safety and effectiveness of a novel microshunt in Japanese patients with primary open-angle glaucoma. Jpn J Ophthalmol, **66**：33-40, 2022.

MB OCULI. No. 118：60−64, 2023

特集／低侵襲緑内障手術(MIGS)の基本と実践─術式選択と創意工夫─

# マイクロパルス毛様体レーザー

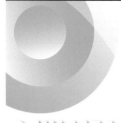

渡邉三訓*

Key Words： マイクロパルスレーザー(micropulse laser)，毛様体光凝固術(ciliary body photocoagulation)，眼球癆(eyeball fatigue)，球後麻酔(retrobulbar anesthesia)，低濃度笑気麻酔(low-concentration nitrous-oxide anesthesia)

Abstract：初期〜中期の緑内障に対して観血的な minimally invasive glaucoma surgery (MIGS)が行われるようになってきたが，毛様体を目標とするレーザー治療にも新しい器械により，毛様体そのものに対しての侵襲が少なく，しかしある程度の眼圧下降を得られる術式が我が国でも導入された．特に毛様体の組織破壊が強い場合には，房水産生能が予想以上に低下して，眼球癆となってしまう危険性があったが，新しいマイクロパルスレーザーでは現在のところ眼球癆となる症例は報告されておらず，最悪の合併症を生じる危険性を心配することなくレーザー治療を行えることになった．さらに症例によっては，球後麻酔を行わずに低濃度笑気麻酔で施行することにより球後麻酔による合併症を減らすことも可能となったので紹介する．

初期〜中期の緑内障に対して観血的な minimally invasive glaucoma surgery(MIGS)が行われるようになってきたが，毛様体光凝固においては従来の連続波によるレーザー装置による照射では，常に眼球癆となる合併症を考慮しながら施行せざるを得ない状況であるため，治療対象は難治性の緑内障となっていた．2015年に米国食品医薬品局(FDA)の認可が下りた IRIDEX 社製の半導体レーザー装置 CYCLO G6(図1)と，それに接続する経強膜毛様体光凝固専用プローブ：マイクロパルス P3 プローブ(図2)を用いて，810 nm の赤外線を標準では 0.5 ミリ秒照射後，1.1 ミリ秒休止し，その後また 0.5 ミリ秒の照射を繰り返す，マイクロパルス秒でのレーザー発振(図3)を行うことにより，従来の連続波による照射に比べ非常に少ない組織侵襲で治療するのがマイクロパルス毛様体光凝固術である．

低エネルギーでの治療となるため，毛様体扁平部の細胞を刺激するが，破壊してしまうことはなく再治療が可能である．

実際のプローブの当て方は，プローブを結膜/強膜に対して垂直に支持し，結膜/強膜にボールペンで文字を書く程度の圧でプローブを押しこみ，3時と9時の位置を避けて，結膜上をプローブ先端の切り欠きを角膜輪部に沿って滑らせ照射し続ける．

上下に半周ずつ 20 秒で往復する速さで，80 秒で 4 往復し，合計 160 秒で終了する．

本体が時間経過を音声で教えてくれるため，それに合わせて移動させていけば時間を間違えることはない．途中でフットスイッチを離せばカウントも停止してくれるため，開瞼器による引っかかりや，濾過胞のある位置は一旦停止して，プローブを当て直してから再開できる．

予想される合併症としては炎症があり，時に虹彩炎を認めることもあるが，消炎剤で鎮静でき

* Mitsunori WATANABE，〒475-0841　半田市大和町 1-39-3　医療法人ハタゴ会斎藤眼科，副院長

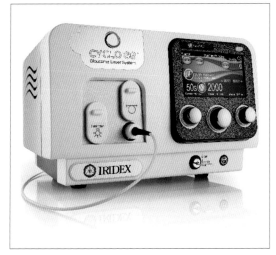

図 1. CYCLO G6

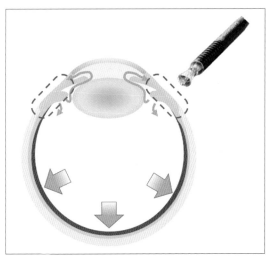

図 2. マイクロパルス P3 プローブ

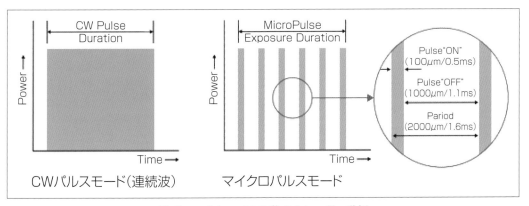

図 3. マイクロパルス秒でのレーザー発振

る．また疼痛が必ずあるものの，長い方でも翌日の夜には改善されることが多く，鎮痛剤を使用しない方も多い．また，散瞳がみられる方もいるが，通常数か月で術前まで回復している．それ以外に，ファイバー先端部が角膜に近すぎると起こりうる合併症として，角膜上皮障害，角膜内皮障害，角膜浮腫等が考えられる．

実際の治療成績の報告は 60～80％ の成功率[1]～[17]で，将来観血的治療を妨げることもなく，また他の観血的手術が施行されている眼にも施行可能である．眼圧下降率は 30～45％ と報告[1][3][6][9]～[15][17][18]されている．

自験例では，6 か月以上追加治療なしで経過観察できた症例で，術前より眼圧下降していた症例は 14/19（73.7％），全症例の眼圧下降率は 14.1％，術前より眼圧下降していた症例 14 例での下降率

は 24.3％ であった．また 2 段階以上視力低下が続いた症例が 3/19（15.8％）にみられた．うち 2 例は経過観察途中で術前より眼圧上昇が一過性に認められたが，1 例は一過性の眼圧上昇はなく中心視野障害が進行したと考えられた．

標準では，球後麻酔で疼痛を抑えることが推奨されているが，球後麻酔は目につながる神経がすべてブロックされるという点が特徴で，疼痛がなくなるだけでなく，眼球運動障害，眼瞼下垂，視力低下も生じうる．そのため，ラストアイや非処置眼の視野が悪いかどうかは，麻酔の効果が切れるまで外来でお待ちいただくことが必要になる場合がある．

また結膜テノンを一部切開し，筋紡錘索のなかに確実に麻酔薬を注入しなければならないため，どうしても出血を伴う．

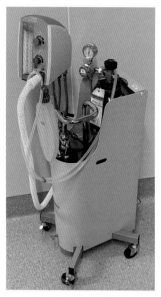

図 4. 笑気麻酔装置

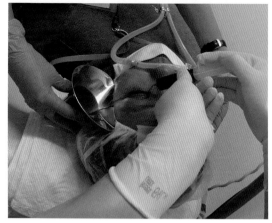

図 5. 低濃度笑気麻酔開始後洗眼中の症例

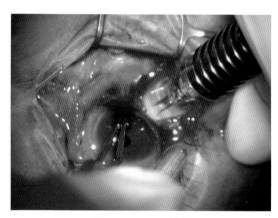

図 6. レーザー施行

近年，白内障手術や眼科形成手術の際の鎮静・鎮痛目的に，亜酸化窒素と医療用酸素を混合した気体を鼻から吸入する笑気ガス麻酔法が報告されている．我々は低濃度笑気麻酔でマイクロパルス毛様体光凝固術を行い，眼球運動障害による複視，眼瞼下垂や一過性の視力低下等を予防しながら施行するようにして，レーザー施行後の診察が終わり次第，帰宅していただくことが可能となっている．

亜酸化窒素は300℃以上では熱分解し，酸素を遊離して支燃性を有するが，室温では不活性のためレーザー照射も問題ない．また，マイクロパルス毛様体光凝固術の施行時間は短いため，笑気を止めてすぐに起き上がっていただいても問題はない．

亜酸化窒素は血液/ガス分配係数が0.47と小さいため，麻酔の導入・覚醒が速やかであること，MAC104と麻酔効果は弱いため意識がなくなることはなく，聴覚，視覚，触覚や特に痛覚を抑制する．重要臓器への影響として，呼吸器系への影響は嗅覚を抑制するものの，鼻喉頭気管の感受性を低めるので，喉頭痙攣の危険も少なく，気管支粘膜の分泌腺は刺激されず気管支せん毛運動を抑制しない．低酸素症や高炭酸ガス血症がない限り，心拍数，心拍出量，血圧に変化はない．麻酔

導入初期には唾液の分泌が増加するが，麻酔が深くなるに伴い減少し，また低酸素症がない限り，食道と胃腸の蠕動は影響を受けず消化液の分泌も影響を受けない．腎機能，尿管蠕動，膀胱緊張力および尿形成は影響を受けない．以上により高齢者で基礎疾患がある方でも安心して使用できる．低濃度笑気では亜酸化窒素の肺内残気による希釈を防ぐために十分な脱窒素を行うことも，麻酔終了時の酸素欠乏症に陥ることもなく，5分以上の100％酸素を吸入させることも必要としない．

笑気麻酔装置（図4）と低濃度笑気麻酔開始後洗眼中の症例（図5），レーザー施行中の写真（図6）を示す．

低濃度の笑気麻酔によるレーザー治療は，球後麻酔による合併症を減らすことはできたが，術後診察でのアンケートでは，レーザー照射中の疼痛に関しては球後麻酔より効果は出ていないことが

わかった．また眼球運動が抑制されないため，レーザー照射中しっかりと鑷子等で眼球を固定することが必要となる．

まとめとして，緑内障治療に与えるメリットは，球後麻酔をしなければ非切開・非観血治療で，低侵襲な治療となる．合併症の発生率は低く，重篤な合併症がない．さまざまなステージの緑内障に適応可能，薬物治療との併用も可能，反復治療可能，外科的手術後の眼圧コントロールも可能である．効果が得られなかった際には，非切開であるため外科的手術への移行も容易である．ただし，従来の連続波による眼圧下降効果は弱い印象の報告が多い．視力良好眼にも可能だが，原因不明の視力低下の可能性はある．レーザーパワー，照射時間等は検討の余地がある．

また，新しい形状のプローブが発売されることにより，従来と異なる標準的な照射条件となると聞いているため，さらなる検討が必要となる．

観血的手術が不可能な合併症症例や高齢者でも施行可能であるが，最適な条件や副作用についてまだわからないこともあるため，慎重に適応を決めていくことが必要と思われる．

## 文　献

1) Zaarour K, Abdelmassih Y, Arej N：Outcomes of Micropulse Transscleral Cyclophotocoagulation in Uncontrolled Glaucoma Patients. J Glaucoma, **28**(3)：270-275, 2019.

2) Subramaniam K, Price MO, Feng MT, et al：Micropulse Transscleral Cyclophotocoagulation in Keratoplasty Eyes. Cornea, **38**(5)：542-545, 2019.

3) Nguyen AT, Maslin J, Noecker RJ：Early results of micropulse transscleral cyclophotocoagulation for the treatment of glaucoma. Eur J Ophthalmol, **30**(4)：700-705, 2020.

4) Barac R, Vuzitas M, Balta F：Choroidal thickness increase after micropulse transscleral Cyclophotocoagulation. Romanian J Ophthalmol, **62**(2)：144-148, 2018.

5) Sanchez FG, Lerner F, Sampaolesi J, et al：Efficacy and Safety of Micropulse® Transscleral Cyclophotocoagulation in Glaucoma. Arch Soc Esp Oftalmol(Engl Ed), **93**(12)：573-579, 2018.

6) Lee JH, Shi Y, Amoozgar B, et al：Outcome of Micropulse Laser Transscleral Cyclophotocoagulation on Pediatric Versus Adult Glaucoma Patients. J Glaucoma, **26**(10)：936-939, 2017.

7) Sarrafpour S, Saleh D, Ayoub S, et al：Micropulse Transscleral Cyclophotocoagulation：A Look at Long-Term Effectiveness and Outcomes. Ophthalmol Glaucoma, **2**(3)：167-171, 2019.

8) Awoyesuku EA, Fiebai B：Outcome of micropulse laser in treatment of open angle glaucoma in a peripheral hospital in rivers state, Nigeria：our initial experience. JAMMR, **19**：1-7, 2019.

9) Abdelrahman AM, El Sayed YM：Micropulse Versus Continuous Wave Transscleral Cyclophotocoagulation in Refractory Pediatric Glaucoma. J Glaucoma, **27**(10)：900-905, 2018.

10) Aquino MC, Barton K, Tan AM, et al：Micropulse versus continuous wave transscleral diode cyclophotocoagulation in refractory glaucoma：a randomized exploratory study. Clin Exp Ophthalmol, **43**(1)：40-46, 2015.

11) Jammal AA, Costa DC, Vasconcellos JPC, et al：Prospective evaluation of micropulse transscleral diode cyclophotocoagulation in refractory glaucoma：1 year results. Arq Bras Oftalmol, **82**(5)：381-388, 2019.

12) Tan AM, Chockalingam M, Aquino MC, et al：Micropulse transscleral diode laser cyclophotocoagulation in the treatment of refractory glaucoma. Clin Exp Ophthalmol, **38**(3)：266-272, 2010.

13) Williams AL, Moster MR, Rahmatnejad K, et al：Clinical Efficacy and Safety Profile of Micropulse Transscleral Cyclophotocoagulation in Refractory Glaucoma. J Glaucoma, **27**(5)：445-449, 2018.

14) Varikuti VNV, Shah P, Rai O, et al：Outcomes of Micropulse Transscleral Cyclophotocoagulation in Eyes With Good Central Vision. J Glaucoma, **28**(10)：901-905, 2019.

15) Souissi S, Baudouin C, Labbé A, et al：Micropulse transscleral cyclophotocoagulation using a standard protocol in patients with refractory

glaucoma naive of cyclodestruction. Eur J Ophthalmol, **31**(1)：112-119, 2021.

16）Magacho L, Lima FE, Ávila MP：Double-session micropulse transscleral laser(CYCLO G6)for the treatment of glaucoma. Lasers Med Sci, **35**(7)：1469-1475, 2020.

17）Magacho L, Lima FE, Ávila MP：Double-Session Micropulse Transscleral Laser(CYCLO G6)as a Primary Surgical Procedure for Glaucoma. J Glaucoma, **29**(3)：205-210, 2020.

18）Yelenskiy A, Gillette TB, Arosemena A, et al：Patient Outcomes Following Micropulse Transscleral Cyclophotocoagulation： Intermediate-term Results. J Glaucoma, **27**(10)：920-925, 2018.

MB OCULI. No. 118 : 65 – 72, 2023

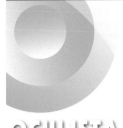

特集／低侵襲緑内障手術(MIGS)の基本と実践―術式選択と創意工夫―

# 今後，登場する MIGS

OCULISTA

生杉謙吾*

**Key Words :** ハイドラス(Hydrus)，トラブ 360(TRAB360)，ビスコ 360(VISCO360)，オムニサージカルシステム (OMNI Surgical System)，アイトラック(iTrack)，ゼン(XEN)，サイパス(CyPass)，アイステント スープラ(iStent Supra)

**Abstract :** 今後，国内でも一般に使用できるようになる可能性のある MIGS のうち，いくつか 代表的なものを文献からの図の引用を多く取り入れ，できるだけわかりやすく解説する．ご紹 介するのは，ハイドラス(Hydrus)，トラブ 360(TRAB360)，ビスコ 360(VISCO360)，オムニ サージカルシステム(OMNI Surgical System)，アイトラック(iTrack)，ゼン(XEN)，サイパ ス(CyPass)，アイステントスープラ(iStent Supra)の 8 つの MIGS である．

## はじめに

本稿では，現在本邦未承認であるが，今後，国 内に登場する可能性のある MIGS をいくつか紹介 する．読者になじみの少ないデバイスやシステム の解説となるため，簡単な概要を含め文献からの 図の引用を多く取り入れ，できるだけわかりやす く解説する．

## Hydrus® Microstent(図1~4)

まず最初にハイドラス(Hydrus® Microstent, IVANTIS)を紹介する．ハイドラスは，長さ8 mm，生体適合性があり形状記憶と超弾性の両方 の特性を持つニチノール(ニッケルとチタンの合 金)製のマイクロステントである(図1)．シュレム 管腔の曲率に合わせた形状を持っていて，前房側

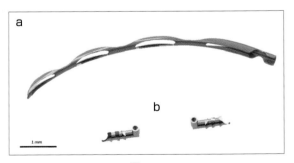

**図 1.**
a：ハイドラスの全景
b：大きさを比較するためのiStentバーは1 mmである．
(文献 10 より引用)

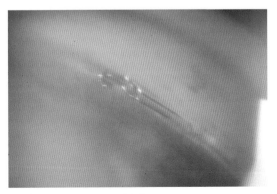

**図 2.**
前房側からシュレム管腔へ挿入する
(文献 11 より引用)

* Kengo IKESUGI，〒514-8507 津市江戸橋 2-174 三重大学大学院医学系研究科臨床医学講座眼科学， 准教授

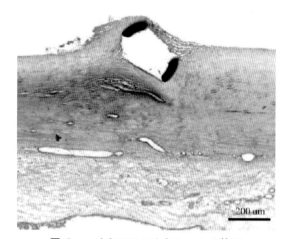

図 3. ハイドラスによりシュレム管が
拡張している組織像
（文献 10 より引用）

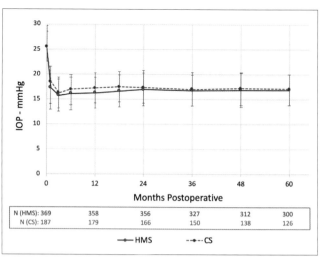

図 4. ホライズンスタディの結果
60 か月後の結果で眼圧値に大きな差はみられなかった[1].

には 3 つの穴があり，集合管側には房水の流れを妨げないよう全面開放されている．専用インジェクターを用い，眼内アプローチでシュレム管へ挿入する（図 2，3）．

　最近，ハイドラスの治療成績に関する研究であるホライズンスタディ（Horizon Study）の 5 年成績が発表された[1]（図 4）．本スタディでは，38 施設が参加し 556 眼がエントリーされた．水晶体再建術併用のハイドラス挿入例（369 眼）と水晶体再建単独手術（187 眼）の比較である．術後眼圧は，薬剤治療下で水晶体再建術併用ハイドラス群が 16.8 mmHg，水晶体再建単独手術群が 17.2 mmHg となり大きな差はみられなかった．点眼薬なしでの経過観察が可能となった症例は術後 5 年で，水晶体再建術併用ハイドラス群が 66％，水晶体再建単独手術群が 46％でこちらは統計学的に有意差がみられた．

### TRAB™360 system（図 5〜7）

　トラブ 360（TRAB™360，Sight Sciences）は，シュレム管腔をターゲットとしたマイクロカテーテル治療である．線維柱帯切開を目的としていて，デバイスの留置は行わない．図 5 に示すデバイスの上部にある青色の円盤を回してシュレム管内にカテーテルを挿入する．81 眼を対象としたト

ラブ 360 単独手術の術後成績を図 7 に示す[2]．眼圧は，術前 23.7 mmHg から術後 12 か月で 15.7 mmHg と有意に下降し，薬剤数は術前 1.7 から 12 か月後 1.1 へと減少，37％の症例で点眼薬を使用することなく経過観察が可能であった．

### VISCO™360 Viscosurgical System（図 8）

　ビスコ 360（VISCO™360，Sight Sciences）は，トラブ 360 の後に FDA で認可された．トラブ 360 と同じ Sight Sciences 社製で，少量の粘弾性物質を全周のシュレム管へ注入するために設計された，インプラント材料を留置しないマイクロカテーテル手術システムである．デバイスの外観を図 8 に示す．

### OMNI® Surgical System（図 9，10）

　オムニサージカルシステム（OMNI® Surgical System, Sight Sciences）は，上記で述べたトラブ 360 とビスコ 360 の 2 つの手技（線維柱帯切開と粘弾性物質によるシュレム管の拡張）を同時に施行可能なシステムである．

　POAG（原発開放隅角緑内障）に対する治療成績を 2 つ紹介する．単独手術群 50 眼，水晶体再建術併用群 30 例に対する後ろ向き研究[3]の報告では，12 か月後の平均眼圧は，単独手術群 23.0 mmHg

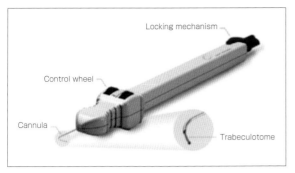

図 5. トラブ 360 デバイス
（文献 2 より引用）

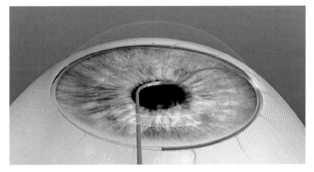

図 6. トラブ 360 による線維柱帯切開
（文献 2 より引用）

図 7.
トラブ 360 単独手術による眼圧下降効果
（文献 2 より引用）

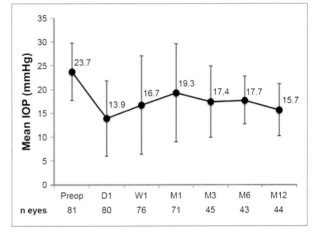

図 8.
ビスコ 360 デバイス
前述のトラブ 360 と似ているが，カ
テーテルの先端から粘弾性物質を
シュレム管へ投与する．
（文献 12 より引用）

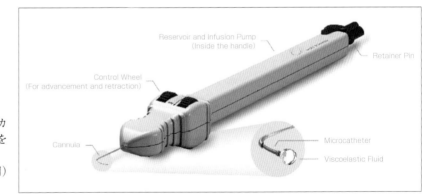

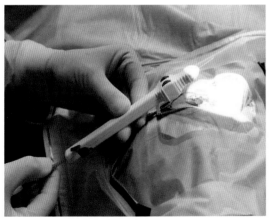

図 9. オムニサージカルシステム専用インジェクター
ヒアルロンをあらかじめ注入して使用する．
（文献 3 より引用）

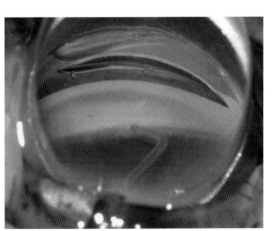

図 10.
シュレム管へマイクロカテーテルを挿入する．
（文献 3 より引用）

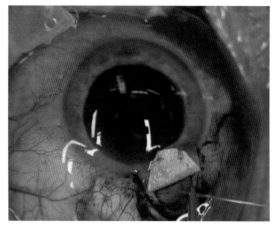

**図 11.**
マイクロカテーテルをシュレム管腔に挿入する.
左上の赤い点は,カテーテル先端の光ファイ
バーの点滅.
本症例は眼外アプローチで行っているが,現在
は,MIGSとして眼内アプローチが一般的である.
（文献 13 より引用）

から 15.6 mmHg,水晶体再建術併用群で 21.5 mmHg から 14.1 mmHg と両群とも有意に低下していた.平均投薬数もそれぞれ 3.0 から 2.0,3.4 から 1.9 と有意に減少した.有害事象は,前房出血 2 眼,軽度の低眼圧 4 眼,術後 1 か月の眼圧スパイク 1 眼等であった.12 眼(15.0%)に追加の外科的処置が必要であった.術後矯正視力の低下は 1 例も認められなかった.別の 15 施設参加の 120 例での水晶体再建術を併用したオムニサージカルシステムの前向き研究の 12 か月後の結果[4]では,眼圧は術前 23.8 mmHg から術後 15.6 mmHg に低下,投薬数は術前 1.8 から術後 0.4 に減少,80% が術後投薬不要となった.有害事象は一過性前房出血 6%,一過性眼圧上昇 2% 等,ほとんどが軽度かつ限定的なものであった.視力低下例はなかった.

本システムに関連する材料費は発生するが,谷戸式マイクロフックトラベクロトミーやナイロン糸を用いたトラベクロトミーに慣れている術者にとってなじみやすい術式かもしれない.

### iTrack（図 11）

アイトラック（iTrack 250A,Nova Eye Medical）は,直径 250 μm のマイクロカテーテルで,イ

ンプラント留置は行わず眼内の組織を保存したまま,シュレム管腔を洗い流すことを目的としたものである.他の MIGS と同様に単独手術または水晶体再建術との同時手術として行う.カテーテルはシュレム管へ 360° にわたって挿入され,ゆっくり抜去するときに,シュレム管を通常の 2～3 倍に拡張させる目的で,ヒアルロン酸が注入される.これにより線維柱帯組織による集合管開口部への陥頓（ヘルニエーション）に対処することができると考えられている.最近発表された単施設での POAG 44 眼に対する 36 か月間の手術成績の報告[5]を紹介する.眼内アプローチによるアイトラック群 23 眼,水晶体再建術併用アイトラック群 21 眼,計 44 眼が対象で,両群とも同等の結果であり,両群合わせた結果,眼圧は術前 20.5 mmHg から 12,24,36 か月後にそれぞれ 13.3,13.1,13.3 mmHg に低下し,投薬数は術前 2.8 から術後 12,24,36 か月後にそれぞれ 1.1,1.0,1.3 へ減少していた.36 か月後の眼圧は 95.5% の眼が 17 mmHg 以下であり,68.2% の眼が 1 種類以下の薬物を使用していた.術中・術後の重篤な合併症は報告されていない.

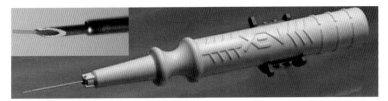
**図 12.**
ゼンは 27 G プリロードインジェクターにて挿入する.

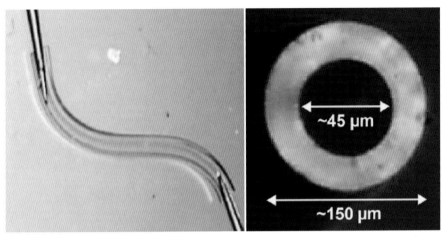
**図 13.**
ゼンは内径 45 μm のゼラチン製, 弾力性のあるステントである.
（文献 14 より引用）

**図 14.** ▶
ゼンは前房隅角から結膜下へバイパスし濾
過胞を形成する濾過手術系 MIGS である.
（文献 14 より引用）

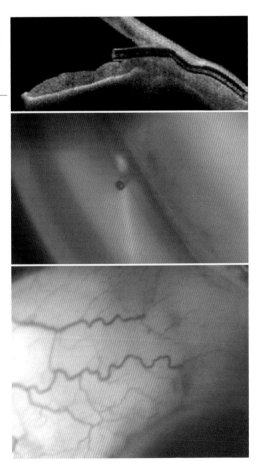

## XEN® Gel Stent（図 12〜14）

　ゼン（XEN® Gel Stent, Allergan）は, 一般に薬
物治療で十分な効果が得られない, または手術既
往のある例に対し行われる濾過手術系の MIGS で
ある. インジェクターを使用し, 角膜切開から眼
内法で挿入する. マイトマイシンCを含むスポン
ジを濾過胞作成予定部位に塗布, 対側の角膜切開
部から前房を横切って線維柱帯の位置に合わせ,
針先を強膜へと進める. 針先が結膜下腔で見えれ
ば, ゼラチンステントを結膜下腔で解放しイン
ジェクターを眼球から取り出す.

　ゼンについては, 最近78件の文献をまとめたシ
ステマティックレビューおよびメタアナリシスが
報告された[6]ので紹介する. 2021 年 5 月までに発
表された78件の報告がまとめられ, 術後の評価項

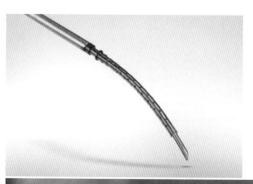
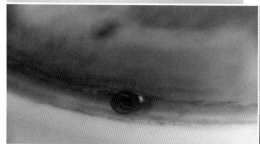
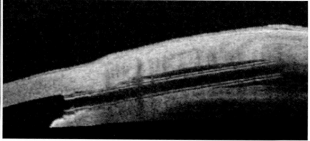

図 15.
サイパスはガイドワイヤー(a)にて前房隅角(b)
から脈絡膜外腔(c)へ挿入される.
（いずれも文献 15 より引用）

a
b c

目は，眼圧，抗緑内障治療薬数，術後ニードリングの割合等で検討されている．ゼン単独手術，ゼン水晶体再建併用手術とトラベクレクトミーで比較した．ゼンステント留置後の明らかな眼圧低下（標準化平均差 1.69, p<0.001）および抗緑内障治療薬数の減少（標準化平均差 2.11, p<0.001）がみられた．サブ解析の結果では，原発開放隅角緑内障と落屑緑内障，有水晶体眼と眼内レンズ挿入眼の間では，ゼンの治療効果に有意差はみられなかった．また術後の眼圧に関してゼンとゼン水晶体再建併用手術の間に有意差は認められなかった一方，緑内障治療薬数および術後ニードリングを必要とした症例の割合（相対危険度 1.45）はゼン単独群に比べ，ゼン水晶体再建併用手術群で低率であった．トラベクレクトミーと比較して，ゼンの術後眼圧下降効果は同等であったが，術後ニードリングを必要とした症例の割合（相対危険度 2.42）は高かった．つまりゼンは術後 48 か月まで術後眼圧，抗緑内障治療薬数ともに低下させる効果があるが，ゼン水晶体再建併用手術やトラベクレクトミーと比較して，ニードリング率が高いことが注目される．

## CyPass® Micro-Stent（図 15）

サイパス（CyPass® Micro-Stent, Alcon）は，前房から脈絡膜外腔へ房水を誘導する眼内留置ステントで，2016 年に FDA で認可され使用が開始されたが，2018 年に販売会社から市場撤退が発表された．理由は，5 年間の中期臨床成績[7]~[9]において比較対象された水晶体再建単独手術群では，術後 3 か月で角膜内皮減少がみられなくなった一方，サイパスとの同時手術群では，術後 5 年後も有意に角膜内皮減少率が高く，また継続していたことが明らかとなったためである．

## iStent Supra® suprachoroidal stent（図 16, 17）

アイステントスープラ（iStent Supra® suprachoroidal stent, Glaukos）は，ポリエーテルスルホンとチタンスリーブを用いた第三世代のアイステントである．長さは約 4 mm で眼球の形状に沿ってカーブしている．図 16 に示すようにマイクロバイパスシステムを用いて前房隅角よりインジェクターにて挿入され，房水はサイパスと同様に脈絡膜外腔（supurachoroidal space）へ誘導さ

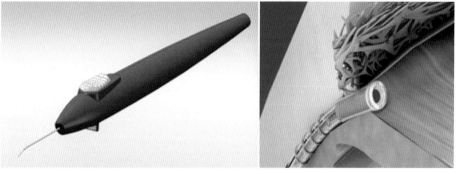

a | b

図 16.
アイステントスープラはマイクロバイパスシステム（a）により眼内よりインジェクターにて挿入され，房水は脈絡膜外腔へ誘導される．
（文献 16 より引用）

れる．米国での詳細な臨床試験は現在も行われており，その安全性，有効性に関する結果は今後明らかになると思われる．

### 最後に

現時点で国内に導入されていない MIGS をいくつか紹介してきた．MIGS の定義である，「低侵襲」をうたうからには，眼圧下降効果に加え，術後の中長期にわたる「安全性」に最も注目する必要があると筆者は考える．本稿を読んでいただいた後も引き続き最新情報をアップデートしていただければ幸いである．

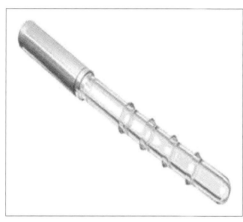

図 17. アイステントスープラの外観
（文献 17 より引用）

### 文 献

1) Ahmed IIK, De Francesco T, Rhee D, et al：Long-term Outcomes from the HORIZON Randomized Trial for a Schlemm's Canal Microstent in Combination Cataract and Glaucoma Surgery. Ophthalmology, **129**：742-751, 2022.

2) Sarkisian SR, Mathews B, Ding K, et al：360° ab-interno trabeculotomy in refractory primary open-angle glaucoma. Clin Ophthalmol, **13**：161-168, 2019.

3) Toneatto G, Zeppieri M, Papa V, et al：360° Ab-Interno Schlemm's Canal Viscodilation with OMNI Viscosurgical Systems for Open-Angle Glaucoma-Midterm Results. J Clin Med, **11**：259, 2022.

4) Gallardo MJ, Pyfer MF, Vold SD, et al：Canaloplasty and Trabeculotomy Combined with Phacoemulsification for Glaucoma：12-Month Results of the GEMINI Study. Clin Ophthalmol, **16**：1225-1234, 2022.

5) Gallardo MJ：36-Month Effectiveness of Ab-Interno Canaloplasty Standalone versus Combined with Cataract Surgery for the Treatment of Open-Angle Glaucoma. Ophthalmol Glaucoma, **5**：476-482, 2022.

6) Yang X, Zhao Y, Zhong Y, et al：The efficacy of XEN gel stent implantation in glaucoma：a systematic review and meta-analysis. BMC Ophthalmol, **22**：305, 2022.

7) Reiss G, Clifford B, Vold S, et al：Safety and Effectiveness of CyPass Supraciliary Micro-Stent in Primary Open-Angle Glaucoma：5-Year Results from the COMPASS XT Study. Am J Ophthalmol, **208**：219-225, 2019.

8) Lass JH, Benetz BA, He J, et al：Corneal Endothelial Cell Loss and Morphometric Changes 5 Years after Phacoemulsification with or without

CyPass Micro-Stent. Am J Ophthalmol, **208** : 211-218, 2019.

9) Obuchowska I, Konopińska J : Corneal Endothelial Cell Loss in Patients After Minimally Invasive Glaucoma Surgery : Current Perspectives. Clin Ophthalmol, **16** : 1589-1600, 2022.

10) Hays CL, Gulati V, Fan S, et al : Improvement in outflow facility by two novel microinvasive glaucoma surgery implants. Invest Ophthalmol Vis Sci, **55** : 1893-1900, 2014.

11) Mansouri K, Shaarawy T : Update on Schlemm's canal based procedures. Middle East Afr J Ophthalmol, **22** : 38-44, 2015.

12) Ondrejka S, Körber N : 360°ab-interno Schlemm's canal viscodilation in primary open-angle glaucoma. Clin Ophthalmol, **13** : 1235-1246, 2019.

13) Byszewska A, Konopińska J, Kicińska AK, et al : Canaloplasty in the Treatment of Primary Open-Angle Glaucoma : Patient Selection and Perspectives. Clin Ophthalmol, **13** : 2617-2629, 2019.

14) Grover DS, Flynn WJ, Bashford KP, et al : Performance and Safety of a New Ab Interno Gelatin Stent in Refractory Glaucoma at 12 Months. Am J Ophthalmol, **183** : 25-36, 2017.

15) Hoeh H, Vold SD, Ahmed IK, et al : Initial Clinical Experience With the CyPass Micro-Stent : Safety and Surgical Outcomes of a Novel Supraciliary Microstent. J Glaucoma, **25** : 106-112, 2016.

16) Shifting Gears in Glaucoma with Suprachoroidal Shunts.
https://millennialeye.com/articles/2016-sept-oct/shifting-gears-in-glaucoma-with-suprachoroidal-shunts/

17) Myers JS, Masood I, Hornbeak DM, et al : Prospective Evaluation of Two iStent® Trabecular Stents, One iStent Supra® Suprachoroidal Stent, and Postoperative Prostaglandin in Refractory Glaucoma : 4-year Outcomes. Adv Ther, **35** : 395-407, 2018.

Monthly Book OCULISTA
創刊5周年記念書籍

# すぐに役立つ
# 眼科日常診療のポイント
## ―私はこうしている―

■編集　大橋裕一（愛媛大学学長）／村上　晶（順天堂大学眼科教授）／高橋　浩（日本医科大学眼科教授）

**日常診療ですぐに使える！**
　　**診療の際にぜひそばに置いておきたい一書です！**
眼科疾患の治療に留まらず、基本の検査機器の使い方から
よくある疾患、手こずる疾患などを豊富な図写真とともに
詳述！患者さんへのインフォームドコンセントの具体例を
多数掲載！

2018年10月発売　オールカラー　B5判
300頁　定価10,450円(本体9,500円＋税)
※Monthly Book OCULISTA の定期購読には含まれておりません

# Contents

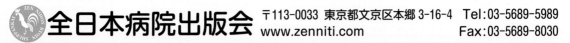
全日本病院出版会　〒113-0033 東京都文京区本郷 3-16-4　Tel：03-5689-5989
www.zenniti.com　Fax：03-5689-8030

# FAX による注文・住所変更届け

改定：2015 年 1 月

毎度ご購読いただきましてありがとうございます.

読者の皆様方に小社の本をより確実にお届けさせていただくために，FAX でのご注文・住所変更届けを受けつけております．この機会に是非ご利用ください．

## ◇ご利用方法

FAX 専用注文書・住所変更届けは，そのまま切り離して FAX 用紙としてご利用ください．また，注文の場合手続き終了後，ご購入商品と郵便振替用紙を同封してお送りいたします．**代金が 5,000 円をこえる場合，代金引換便とさせて頂きます**．その他，申し込み・変更届けの方法は電話，郵便はがきも同様です.

## ◇代金引換について

本の代金が 5,000 円をこえる場合，代金引換とさせて頂きます．配達員が商品をお届けした際に，現金またはクレジットカード・デビットカードにて代金を配達員にお支払い下さい(本の代金＋消費税＋送料)．(※年間定期購読と同時に 5,000 円をこえるご注文を頂いた場合は代金引換とはなりません．郵便振替用紙を同封して発送いたします．代金後払いという形になります．送料は定期購読を含むご注文の場合は頂きません)

## ◇年間定期購読のお申し込みについて

年間定期購読は，1 年分を前金で頂いておりますため，代金引換とはなりません．郵便振替用紙を本と同封または別送いたします．送料無料，また何月号からでもお申込み頂けます.

毎年末，次年度定期購読のご案内をお送りいたしますので，定期購読更新のお手間が非常に少なく済みます.

## ◇住所変更届けについて

年間購読をお申し込みされております方は，その期間中お届け先が変更します際，必ずご連絡下さいますようよろしくお願い致します.

## ◇取消，変更について

取消，変更につきましては，お早めに FAX，お電話でお知らせ下さい.

返品は，原則として受けつけておりませんが，返品の場合の郵送料はお客様負担とさせていただきます．その際は必ず小社へご連絡ください.

## ◇ご送本について

ご送本につきましては，ご注文がありましてから約 1 週間前後とみていただきたいと思います．お急ぎの方は，ご注文の際にその旨をご記入ください．至急送らせていただきます．2～3 日でお手元に届くように手配いたします.

## ◇個人情報の利用目的

お客様から収集させていただいた個人情報，ご注文情報は本サービスを提供する目的(本の発送，ご注文内容の確認，問い合わせに対しての回答等)以外には利用することはございません.

その他，ご不明な点は小社までご連絡ください.

株式会社 全日本病院出版会

〒 113-0033 東京都文京区本郷 3-16-4-7 F
電話 03(5689)5989  FAX03(5689)8030  郵便振替口座 00160-9-58753

# FAX 専用注文書　　　　年　　月　　日

| ○印 | MB　OCULISTA 5周年記念書籍 | 定価(税込) | 冊数 |
|---|---|---|---|
| | すぐに役立つ**眼科日常診療のポイント**―私はこうしている― | 10,450 円 | |

(本書籍は定期購読には含まれておりません)

| ○印 | MB　OCULISTA | 定価(税込) | 冊数 |
|---|---|---|---|
| | 2023 年__月～12 月定期購読(No.__～129：計__冊)(送料弊社負担) | | |
| | 2022 年バックナンバーセット(No.106～117：計 12 冊)(送料弊社負担) | 41,800 円 | |
| | No. 117　眼と全身疾患―眼科医からのメッセージ― | 3,300 円 | |
| | No. 116　眼科アレルギー疾患アップデート | 3,300 円 | |
| | No. 115　知っておきたい！眼科の保険診療 | 3,300 円 | |
| | No. 114　知らないでは済まされない眼病理 | 3,300 円 | |
| | No. 113　ステップアップ！黄斑疾患診療 | 3,300 円 | |
| | No. 112　年代別・目的別 眼鏡・コンタクトレンズ処方―私はこうしている― | 3,300 円 | |
| | No. 111　基本から学ぶ！ぶどう膜炎診療のポイント | 3,300 円 | |
| | No. 110　どう診る？ 視野異常 | 3,300 円 | |
| | No. 108　「超」入門 眼瞼手術アトラス―術前診察から術後管理まで― **増大号** | 5,500 円 | |
| | No. 107　眼科医のための薬理学のイロハ | 3,300 円 | |
| | No. 96　眼科診療ガイドラインの活用法 **増大号** | 5,500 円 | |
| | No. 84　眼科鑑別診断の勘どころ **増大号** | 5,500 円 | |
| | その他号数（号数と冊数をご記入ください）<br>No. | | |

| ○印 | 書籍・雑誌名 | 定価(税込) | 冊数 |
|---|---|---|---|
| | ファーストステップ！子どもの視機能をみる―スクリーニングと外来診療― **新刊** | 7,480 円 | |
| | 目もとの上手なエイジング | 2,750 円 | |
| | ここからスタート！眼形成手術の基本手技 | 8,250 円 | |
| | 超アトラス 眼瞼手術―眼科・形成外科の考えるポイント― | 10,780 円 | |
| | PEPARS No. 171 眼瞼の手術アトラス―手術の流れが見える― **増大号** | 5,720 円 | |
| | PEPARS No. 147 美容医療の安全管理とトラブルシューティング **増大号** | 5,720 円 | |

| お名前 | フリガナ　　　　　　　　　　　　　　　　　　　　　㊞ | 診療科 |
|---|---|---|
| ご送付先 | 〒　　－<br>□自宅　　□お勤め先 | |
| 電話番号 | | □自宅　　□お勤め先 |

雑誌・書籍の申し込み合計
5,000 円以上のご注文
は代金引換発送になります

―お問い合わせ先―
㈱全日本病院出版会営業部
電話 03(5689)5989
FAX 03(5689)8030

FAX 03-5689-8030
全日本病院出版会行

年　　月　　日

# 住所変更届け

| | |
|---|---|
| お名前 | フリガナ |
| お客様番号 | 毎回お送りしています封筒のお名前の右上に印字されております8ケタの番号をご記入下さい。 |
| 新お届け先 | 〒　　都道府県 |
| 新電話番号 | （　　　） |
| 変更日付 | 年　月　日より　　月号より |
| 旧お届け先 | 〒 |

※ 年間購読を注文されております雑誌・書籍名に✓を付けて下さい。

- ☐ Monthly Book Orthopaedics（月刊誌）
- ☐ Monthly Book Derma.（月刊誌）
- ☐ Monthly Book Medical Rehabilitation（月刊誌）
- ☐ Monthly Book ENTONI（月刊誌）
- ☐ PEPARS（月刊誌）
- ☐ Monthly Book OCULISTA（月刊誌）

FAX 03-5689-8030
全日本病院出版会行

各目次等の詳しい内容はホームページ(www.zenniti.com)をご覧ください.

掲載広告一覧

**編集主幹**：村上　晶　順天堂大学教授
　　　　　　高橋　浩　日本医科大学教授
　　　　　　堀　裕一　東邦大学教授

**No. 118　編集企画：**
稲谷　大　福井大学教授

Monthly Book OCULISTA　No. 118

2023 年 1 月 15 日発行（毎月 15 日発行）
定価は表紙に表示してあります.
Printed in Japan

発行者　　末 定 広 光
発行所　　株式会社　**全日本病院出版会**
〒 113-0033　東京都文京区本郷 3 丁目 16 番 4 号 7 階
　　　　　電話　(03)5689-5989　Fax　(03)5689-8030
　　　　　郵便振替口座 00160-9-58753
印刷・製本　三報社印刷株式会社　　　電話　(03)3637-0005
広告取扱店　㈱メディカルブレーン　　電話　(03)3814-5980

ⓒ ZEN・NIHONBYOIN・SHUPPANKAI, 2023